乳房护理瑜伽

[美] 波比·克蕾奈尔（Bobby Clennell）著

莫慧春　译　　蔡孟梅　审校

海南出版社
·海口·

版权所有　不得翻印
版权合同登记号：图字：30–2019–102 号
图书在版编目（CIP）数据

乳房护理瑜伽 /（美）波比·克蕾奈尔
(Bobby Clennell) 著；莫慧春译 . —— 海口：海南出版
社，2019.8（2020.4 重印）
　　书名原文：Yoga for Breast Care
　　ISBN 978–7–5443–8724–8

　Ⅰ.①乳… Ⅱ.①波… ②莫… Ⅲ.①乳房 – 保健 –
瑜伽 Ⅳ.① R655.8 ② R161.1

　中国版本图书馆 CIP 数据核字 (2019) 第 144217 号

乳房护理瑜伽
RUFANG HULI YUJIA

作　　者：［美］波比·克蕾奈尔（Bobby Clennell）
译　　者：莫慧春
监　　制：冉子健
特约策划：广州龙象文化传播有限公司
责任编辑：张　雪
执行编辑：于同同
责任印制：杨　程
印刷装订：北京天宇万达印刷有限公司
读者服务：武　铠
出版发行：海南出版社
总社地址：海口市金盘开发区建设三横路 2 号 邮编：570216
北京地址：北京市朝阳区黄厂路 3 号院 7 号楼 102 室
电　　话：0898–66830929　010–87336670
电子邮箱：hnbook@263.net
经　　销：全国新华书店经销
出版日期：2019 年 8 月第 1 版 2020 年 4 月第 2 次印刷
开　　本：787mm×1092mm　1/16
印　　张：13.75
字　　数：204 千
书　　号：ISBN 978–7–5443–8724–8
定　　价：48.00 元

来自波比的瑜伽学生们的分享：

2011年4月，我被诊断出乳腺癌第四期，而且癌细胞已经扩散至淋巴系统。另外，我的左肺也出现了积液，为此我不得不住进医院将肺液排出。幸运的是，我很快便找到了一位出色的肿瘤医生来为我治疗，我及时接受了针对性化疗，除了头发脱落外没有受到任何副作用的影响。化疗在4月中旬结束，两周后我来到了波比的瑜伽课堂。我的病情有点特殊：虽然我因为癌症"失去"了乳房，但却未做过乳房切除术。波比的瑜伽课帮我唤醒了我的淋巴系统。每上一堂课，我的身体都会有不同的感受。通过瑜伽课，我的双肩和胸腔逐渐地、稳定地被活化，变得越来越灵活。看着今天的自己，真的难以想象一年前被病魔折磨的我。

—— M. J.

我和我的身体都取得了非同寻常的进步，这主要归功于波比对患者的理解和耐心，同时还有她清晰的讲解和渊博的知识。在做完手术（乳房肿瘤切除手术和淋巴切除手术）并接受放疗之后，我的乳房和乳房周边的区域完全变得麻木、僵硬、毫无生机。当时的我很痛苦，也很沮丧，感觉自己完全失去了活力、力量以及柔韧性。但是波比用瑜伽帮我打开了这些部位，让这些停滞的部位重新焕发了生机。是瑜伽赋予了我第二次生命。瑜伽令我行动自如，同时也让我认识到：虽然人无法避免衰老，甚至有时还要经历无比艰辛的治疗过程，但我们仍然应该乐观面对生活，并不断成长。对于波比、对于瑜伽，我感激不尽。

—— J. K.

可以很肯定地说，是波比的瑜伽课帮助了我。她将全新的、强有力的状态带给了我，帮我度过了生命中那段焦灼不堪的岁月，并且使我在艰难的境况中学会了压力管理。我深深地感受到，是波比的瑜伽课给我的身体带来了全面健康（特别是乳房的健康）。在此我很高兴地宣布，去年冬天（乳腺癌手术两年后），通过波比的瑜伽课，我拿到了乳腺癌手术后首份"健康状况良好"的体检报告。

——P. H.

自从患乳腺癌以后，我开始跟随波比学习瑜伽，迄今为止已经三年了。这期间，我的身心健康状况得到了很大改善。课堂上做的所有伸展体式，使我在乳房切除手术后的身体不再那么僵硬，不适感也逐渐减少。意外的是，我的乳房和手臂曲线也变得更迷人了。与此同时，瑜伽呼吸练习也进一步改善了我的乳房健康状况。

——B. S.

在我的儿子艾萨克出生之后，我很难适应生活中各种突然而至的变化。对于孩子随时需要的母乳喂养，我还能够轻松应对；但对于不能随时随地去练习瑜伽这一点，我却难以接受。可能是受这些压力的影响，我的免疫系统变得脆弱，身体状况迅速变差。我开始求助于一名针灸师，她也是波比瑜伽课上的老学员。她提醒我说，无论我们处于什么样的生活状态，瑜伽对我们的生活都很有意义。她建议我每天做婴儿式练习。于是，我每日 3 次，每次 1~2 分钟做婴儿式。这一体式最具有安抚作用：它使你的头部几乎埋于双膝所形成的小空间里，它就好比一个小而空的、安静又安全的子宫，在这里你可以聆听自己的呼吸。在练习这个体式时，我那充盈着乳汁的双乳依偎着大腿，被大腿"拥抱"着。在生活中，我是一位母亲，但在婴儿式中我变成了一名孩童。那双"母性"器官滋养着一个小生命，使他在没有任何固体食物的情况下长到 9 千克，现在它们也受到了滋养。在这个体式中，双乳是我身体的"婴儿"，它们在体式中得到了充分的休息。这一瑜伽体式和它的深层含义，给予我莫大的宽慰和帮助，它帮助我接受了母亲这一角色，并且让我在身为人母的头一年里很好地尽到了自己的责任。

——M. D.

　　对我来说，重视并且时刻强调打开胸腔，是乳房健康课程中对我影响最深远的一件事。将胸腔打开、心脏上抬的同时笔直地站立，是迎接这个世界最深远、最有效的方式。每当我"直立"和"敞开"时，总是心满意足。我感到由衷的喜悦，并且做好准备勇敢地面对一切。

——T. R.

　　在跟随波比练习瑜伽之后，甚至在等待我的体检报告时，我也可以让大脑放松和休息。仅这一项，对我来说，已是一种幸福。在波比的瑜伽课堂上，我可以直立地站着、拥有良好的姿态并且不断进步。在我的每周计划和旅行计划中，我都会设法留出练习瑜伽的时间。当乳腺X射线检测员完成了一系列将我的身体扭曲成怪异、不适的姿势的检查后，她对我说道："你肯定在练习瑜伽，因为你非常轻松地完成了检查。"

——D. H.

致 谢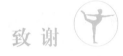

在此，我将最诚挚的敬意献给我的瑜伽导师——B. K. S. 艾扬格（B. K. S. lyengar），感谢他的真诚、慷慨以及给予我的源源不断的启示。同时也衷心感谢吉塔·S. 艾扬格（Geeta S. lyengar），感谢她给予我力量以及对我影响深远的教导。

特别感谢吉塔·S. 艾扬格、瑞塔·凯勒（Rita Keller）以及科斯汀·卡塔比（Kerstin Khattab），她们合著了《艾扬格孕产瑜伽》（*Iyengar Yoga for Motherhood*）一书。同时也感谢洛斯·斯坦博格（Lois Steinberg），她是《艾扬格防癌瑜伽书》（*Iyengar Yoga Cancer Book*）的作者。感谢他们将艾扬格瑜伽带给更多的读者，感谢他们为让更多的女性受益而做出的孜孜不倦的努力！他们所著的书籍对我们所有人来说都很有启发性！

非常感谢我身边的忠实可靠的团队以及同事（也是瑜伽老师们），我的丈夫、资深瑜伽老师林西·克蕾奈尔（Lindsey Clennell）以及其他瑜伽老师：布克·麦尔斯（Brooke Myers）、安娜·高菲诺·普勒斯（Anna Golfino Poulos）、朱迪·麦斯（Judith Mirus）、罗丝·亚历山大（Rose Alexander）、维薇·高德曼（Vivien Goldman），还有非常优秀的理查德·庄尼斯（Richard Jonus）。

感谢我的出版商——唐纳德·默尔（Donald Moyer）和琳达·科高卓（Linda Cogozzo），感谢他们给予我的支持和指导。

最后，我还要衷心感谢米歇尔·娜·瑞（Michelle La Rue）！她是一名模特，也是一名与我共事的瑜伽老师。从本书的插图中，大家可以看到她刻苦练习瑜伽的身影。

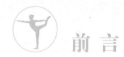

许多女性与她们的乳房之间，有着一种爱恨交织的关系。当我们每天出门上班或晚上外出之前，我们基本上都会查看自身的外形轮廓，此时乳房对我们来说是有一定意义的；而当我们察觉乳房稍微有点异样时，必然会产生再熟悉不过的焦虑，此时乳房又有了另一种意义。回顾历史，我们可以看到，古人对待乳房的态度并没有那么纠结。更明确地说，古代社会对于乳房与生育、滋养之间的联系持有的是一种欢庆的态度。他们制作水罐代表乳房，是因为它象征着乳房分泌乳汁灌溉生命，同时也象征着女性能量和灵感的源泉。在传统文化中，乳房带有神秘色彩，被视为繁殖力的象征。

而在现代社会里，这些传统的联系被取代了。虽然它依旧是女性身体中被关注、被珍爱的部分，但大多时候，乳房变成了性感的标志，成了被利用的工具、令人尴尬或惧怕的对象，被用来营销、兜售各种女性产品。随着整形术（比如隆胸）的流行，乳房几乎成为女性社会地位的象征。然而，当代女性普遍对自己的乳房不满意。为了能够找到更好的伴侣或工作，或者为了在这个崇尚年轻的社会提高自己的社交筹码，很多女性穿上让乳房耸立的胸罩或将乳房缩小的胸罩，从而令乳房扩大或缩小。女性通过这种方式不遗余力地改变自己，以赢得别人对自己的高评价。在当代的集体意识当中，有些场合，乳房成为焦虑的来源。

乳房在过去曾经是如此简单的一个存在——因为乳汁是婴儿唯一的食物来源，所以乳房被视为食物和营养的源头。以前，那些乳腺不通的母亲只需要去找一位催乳师来帮忙。在现代社会，随着越来越多的女性离家工作，以及各式各样的婴儿奶粉的出现，妈妈们开始面对一个两难选择：是选择母乳喂养，还是选择奶粉喂养？母乳喂养在 20 世纪的五六十年代被视为是老传统，到了 20 世纪 70 年代被视为母爱完整性的证明。我也曾是被鼓吹不用母乳喂养的众多母亲中的一员，但在许多年后我却发现：我们错过了与孩子产生深厚连接的体验，甚至可能因此而让我们的孩子遭受无法弥补的损失。

　　阅读本书的每一位女性将会了解到，乳房可以给我们自身以及他人带来愉悦，并让我们体会到当乳房疼痛或发生改变时那种足以击垮我们的恐惧和痛苦。乳房健康是一个敏感的话题，乳房疾病会让我们在许多层面上感到脆弱不堪。

　　另一个让女性羞于考虑乳房健康话题的原因是，乳房始终被认为是"外在的女性标签"。《苏珊·乐芙博士的乳房手册》（*Dr.Susan Love's Breast Book*）一书的作者苏珊·乐芙博士用这样的语言描述："对于女性而言，乳房是与我们的情绪和感受联系在一起的。"吉塔·S. 艾扬格说过："男人将他们的沮丧情绪储存在头脑当中，而女人则在肺部呈现她们的情绪困扰。"我将此说法推进一步：女人的情绪困扰会展现在她们的乳房上。痛苦的情绪有时会在我们的站姿上表现出来，比如，我们有时会有一种将双肩耸起的倾向，好像我们要努力隐藏什么似的。

　　女性的乳房超级敏感，就好比被带进煤矿用来探测有毒气体的金丝雀，我们的乳房也可以作为对环境和压力不平衡的最初感应器。整个胸腔区域（包括乳房、肺部和心脏）都与我们的家庭、周围的世界保持着紧密的联系。流行歌曲都将心、爱和浪漫连在一起，而我们通常将双手放在胸口来表达我们真诚而深厚的情感。

　　古印度吠陀文化给予我们更多关于心性敏感的线索。在人体的中段，与脊柱并行的地方，居住着七个脉轮（chakras）。这些脉轮可以接收、传播和增进生命能量。位于胸腔中间、双乳之间的是心轮（anahata chakra），它反映了我们对真我的感觉，它是无私、慈悲、奉献以及给予爱的象征。

　　虽然关于乳房疾病的统计数字令人惊骇不已，而且关于乳房健康的信息是零碎的、难以完整获取的，但是，女性在这个问题上也绝非无可作为。我们可以采取一些措施来促进与维护乳房健康。我希望通过本书，将探索、改善女性乳房健康的种种方式提供给所有女性。这些方式是简单的、可选择的，包括通过生活方式的改变来加强和促进免疫系统、内分泌系统。在此，我首先给出的也是最重要的建议就是：从现在起，开始你的瑜伽练习。

很久以前，女性的健康就已经成为我瑜伽练习和教学的关注点。通过艾扬格瑜伽体系的训练，我已经体验到许多卓有成效的体式序列，并且认识到，瑜伽虽然不会取代传统药物，但瑜伽练习可以为女性健康提供强有力的支持，包括促进乳房健康。

以下是我对所有女性的建议：熟悉自己身体的运作方式以及乳房的正常状态；调整膳食结构，减少面对有毒物质和压力的机会；为了获得全面健康，尤其是乳房健康，要培养良好的人际关系，结交志同道合的朋友；努力让自己过一种有创造性的、多姿多彩的生活。

本书一共分为五部分。

第一部分"认识乳房",讲述了乳房的发育、乳房的结构、淋巴系统和激素系统,其中也涉及到瑜伽体式的总体状况,以及体式练习如何影响乳房健康。

第二部分"乳房健康问题",简单地介绍了一些乳房健康状况的医学术语,包括乳房疼痛、纤维囊性乳房疾病、密质乳房等。其中也谈到了在经前期、月经期和怀孕期间,乳房如何回应激素的波动以及不平衡状况;并且讨论了因母乳喂养而引发的种种问题,也论述了关于乳腺癌的最新研究成果。

第三部分"乳房护理与瑜伽体式",给读者提供了如何帮助女性"维护乳房健康"的各种瑜伽体式(asana)和调息法(pranayama)。每一个体式或调息法,都包含了体式带来的益处、练习时的注意事项、辅具摆放和退出体式等相关指导,以及如何克服特殊情况(比如身体僵硬、不适等)的各种变式体式。

在第四部分"瑜伽练习"中,我回答了一些经常被学生们问到的问题,以便帮助练习者开启瑜伽练习,并且提供了一系列焕发活力和修复元气的体式序列。

最后在第五部分"乳房的日常护理"中,提供给读者一些关于生活方式的建议。

信息使我们强大,知识就是力量。请将本书视为自我护理的秘密武器吧!你可以将书中的瑜伽序列当成是一块跳板,帮助你进一步地探究,而探究所使用的数据的最好来源则是你自己的身体。无论你对乳房的健康问题是否有切身体验,本书都会提供一种积极向上、实用有效的方法来帮助提升你的保健意识,同时增强对身体的自信心。

瑜伽是非常实用的工具，它可以帮助你发现自身的脆弱与力量，学会聆听并重新与身体的智慧相连接。通过瑜伽，你可以逐步形成一种健康的生活方式。通过学习，你不仅可以缓解病痛，还可以在生活中保持敞开的心态、重视疾病的预防；当然，这一观点是对传统思维模式的极大挑战。

我希望本书可以帮助你认识乳房、了解乳房，并能与乳房如朋友般和谐相处，将健康牢牢掌握在自己手中——不止于身体健康。如果生活中，我们珍惜并尊重生命的全部，那么也必须全然地关爱自己的情绪、思想和灵感。

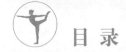
Part 1　认识乳房

Part 2　乳房健康问题

Part 3　乳房护理与瑜伽体式

Part 4　瑜伽练习

Part 5　乳房的日常护理

附录

认识乳房

ABOUT THE BREASTS

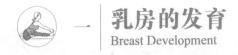

一 | 乳房的发育
Breast Development

大多数女性在她们生命中的某个时期都会经历乳房的不适或其他变化。虽然乳房的发育从胚胎尚在子宫中的时候就已经开始了。不论胚胎的性别，在其发育第 4~7 周时，在腋窝延伸至腹股沟这条线上，从皮肤的最外层开始变厚，从而形成"乳腺嵴"。随后，这条"乳线"的大部分会消失，而小部分会在胸部保留下来，并形成 16~24 条乳芽，而这些乳芽又将继续发育成为输乳管。开始时，这些输乳管开口朝向皮肤下方，长成一个小小的凹坑，胎儿出生后不久这个凹坑就长大形成了乳头。在接下来很长的一个阶段里，乳房会处于一种不活跃的状态。乳房发育的下一个阶段出现在青春期，也就是 10~12 岁这个时期。女孩在月经来临前一两年，乳房开始发育，直到发育成熟（基本定型）大概需要四五年的时间。

虽然乳房的大部分发育过程都在青少年阶段完成，但从女人一生的乳房发育情况来看，这一发育过程将持续进行到 35 岁左右。怀孕中或哺乳期的女性，她们的乳房都会经历被称为"细胞分化"的激素变化和生理变化的转变。在这一转变过程中，乳房的细胞变得稳定，不会再持续地分裂。如此一来，乳房将不会受到雌激素的影响，据说癌变的风险也大大地降低了。女性怀孕和哺乳的次数越多，乳房出现细胞分化的次数就会越多。婴儿的吮吸促使母亲分泌出催产素，而催产素又促进乳房分泌乳汁。这种激素（催产素）可以促进子宫收缩，因此母乳喂养有助于分娩后的子宫恢复到原来的形状。

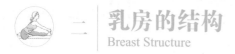

二 | 乳房的结构
Breast Structure

乳房组织的范围：从锁骨下方一直到第6或第7条肋骨，并从胸骨部位一直延伸至腋下。乳房被韧带牵引而附着在胸壁上，位于最主要的胸部肌肉上——胸大肌。乳房本身是没有肌肉组织的，乳房的大小和形状完全是由脂肪的填充所决定的。

乳房的中心是乳头。乳头周围环绕着一圈有色素的皮肤，被称为"乳晕"。约有15~20条乳管（看起来有点像鸡皮疙瘩）汇聚在乳晕周围形成了乳汁的储存库，乳汁通过乳管从乳头处被吮吸出来。在乳晕周围分布着一圈蒙哥马利腺，这种腺体会释放出一种油脂性物质来保护哺乳期的乳头。在乳头周围，毛细血管、神经、乳腺以及淋巴管相互交织，错综复杂。如果没有得到应有的关照，这种交织关系很容易被扰乱，甚至遭到破坏。

我们的日常活动影响着乳房的健康（其实也影响着身体各个部位的健康）。卡米·奥迪是一位理疗师，也是一名瑜伽学生。她的主要研究方向是筋膜，也就是覆盖在肌肉与骨骼上方连接成膜层的结缔组织。筋膜位于乳房组织与皮肤之间，同时也将乳房组织与胸部肌肉分隔开来。在学习解剖学时，卡米观察到了身体姿势是如何影响筋膜和乳房健康的，她指出："乳腺癌总是出现在女性被挤压的一侧乳房。在这一侧，肩部是内旋的，而筋膜则被束缚于胸壁上。"在后来的研究中，她指导患者通过练习打开肩胛骨使乳房组织从胸腔中释放出来，"这样可以避免生命能量在那个区域被阻塞而导致筋膜受制约。"她还鼓励患者，无论是坐着还是站着都应该保持身体直立！

三 | 淋巴系统
The Lymphatic System

　　淋巴系统就像是一个运行缓慢、错综复杂的排水管网络，它由狭窄的淋巴管、扁桃体、胸腺和脾脏等器官组成。它是人体的"守护天使"，它的作用是净化身体和增强免疫系统。淋巴结是一些细小的、豆粒状的小结节，它们非常柔软且微小，肉眼很难看到，也不容易触摸到。它们以规律的间隔分布在淋巴管内。淋巴结通过过滤入侵者（如有害细菌和癌细胞）、清除毒素和病菌来帮助身体预防感染。清澈的淋巴液沿着淋巴管网络流动，它流动的动力来自淋巴管自身的收缩，或者身体其他组织的作用力，比如肌肉的收缩力。由于淋巴系统没有"动力泵"，因此它只能靠身体姿势的转换来推动淋巴液的流动。当孩子在床上上蹿下跳时，他们并不知道他们正在激活自身的淋巴系统。作为成年人，我们很少会蹦蹦跳跳，于是淋巴液的流动也随之慢了下来。胸部的淋巴管网络中，大多数的淋巴结位于乳房周边、腋下、锁骨附近。其实，整个淋巴管网络遍布全身，包括腹股沟区域。

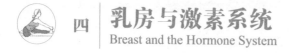

四 乳房与激素系统
Breast and the Hormone System

乳房的主要功能是生成乳汁来哺育婴儿。哺乳（母乳喂养）不仅是连接母亲与婴儿之间的纽带，而且乳汁还可以促进婴儿的免疫系统发育，给婴儿一生的保护。对此，科学家在全球范围内做了大量的科学研究，这些研究表明：母乳喂养的婴儿发生胃部病毒感染、呼吸道疾病、耳朵感染、脑膜炎的概率较低，如若发病，病情也会较轻。此外，坚持母乳喂养的女性患上某些疾病的风险也较低，例如2型糖尿病、贫血、乳腺癌、老年性骨质疏松症等。研究还表明，那些没有进行母乳喂养的女性患乳腺癌的风险相对较高。

乳房和生殖系统通过神经冲动和激素的作用紧密相连。婴儿吃奶时，吮吸乳头所产生的刺激信号传递到下丘脑（hypothalamus），从而引发脑垂体（pituitary）产生催乳素。催乳素水平较高时，可以抑制和延迟排卵，从而防止怀孕。数百年来，女性们早已知晓哺乳能够延缓妊娠，但这一现象直至20世纪70年代才被人类学家所证实。在过去的一段时间，他们观察那些随时随地带着婴儿，并且一天多次哺乳的母亲，她们两次怀孕之间的间隔时间较长。

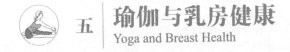

五 | 瑜伽与乳房健康
Yoga and Breast Health

乳房的血液循环可能会受到不良姿势的影响，比如耸肩和弯腰驼背。从能量和情绪的层面来看，姿势不当使胸部和肺部内收，同时也让情绪和心灵处于紧缩的状态。乳房也会因缺乏锻炼而受到影响。最新的研究表明：有规律地锻炼身体，可以大幅降低患乳腺癌的风险。

瑜伽体式将身体正位与体育锻炼融为一体。体式练习可以改善我们的姿势、强身健体、增进循环系统功能，同时也有助于免疫系统和内分泌系统更有效地运作；从而帮助人们实现良好的睡眠，而只有在有效睡眠的状态下身体才会进入自我修复模式。

目前有科学研究人员正在密切关注瑜伽，他们试图研究瑜伽是否可以缓解因癌症治疗而导致的精神痛苦。2009年和2011年发布的三篇研究报告分别分析了瑜伽对于乳腺癌患者的焦虑、情绪状态以及自我评价等方面所起的作用。每一篇研究报告都发现：与不练习瑜伽的那组患者相比，练习瑜伽的这组患者的自我评价显著提高了，焦虑、抑郁和压抑情绪也明显减少。2010年的一份研究报告得出了一个结论：一套完整的瑜伽练习可以明显地改善疲劳的症状，并且提升身体活力。这种改善不仅发生在乳腺癌疗程刚结束时，也持续发生在接下来的3个月内。另一个调查还发现，舒缓的瑜伽练习、呼吸练习和冥想练习都可以明显地改善乳腺癌患者的更年期症状，包括潮热、关节疼痛、疲劳以及睡眠障碍等。2014年的一份研究报告发现，一些做过舒缓的拉伸练习和呼吸练习的乳腺癌患者，与那些没有做过瑜伽练习的乳腺癌患者相比，出现疲劳的情况减少，而且他们的血液中细胞因子的含量更低。细胞因子含量指数是判断身体出现炎症与否的关键指标。这一研究报告刊登在《临床肿瘤学》杂志上。

2012 年，美国临床肿瘤学会在递交的学术论文中指出，那些接受了激素治疗的乳腺癌患者们，在参加了罗彻斯特人学举办的针对癌症幸存者而设计的 YOCAS 瑜伽课程后，身体疼痛、肌肉酸痛以及其他身体不适症状都明显减轻了。之前，他们对于这一课题还做了大规模学术研究，研究显示，参加 YOCAS 课程的癌症幸存者人数达 410 人，其中大多数为患乳腺癌的女性。

这个为期 4 周的课程内容包括：瑜伽体式（含修复体式）、调息法和冥想。研究结果表明：练习瑜伽的这一组成员，睡眠质量明显得到改善，疲劳减轻了，生活质量与此前相比也有所改善；不练习瑜伽的另一组成员疲劳感增加了，睡眠质量下降了，生活质量也明显低于练习瑜伽的成员。

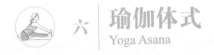

六 | 瑜伽体式
Yoga Asana

一般来说，瑜伽体式可以按身体达到的最终姿势分为：站立体式、坐立体式、扭转体式、后弯体式、前屈体式、倒立体式、仰卧体式以及调息法等。每一类体式都会对身心产生不同的影响。

站立体式（standing poses）

站立体式在使身体变得强壮的同时，还能增强身体的稳定性和平衡感，也为人们安全地练习其他体式奠定了坚实的基础。对于乳房的健康来说，站立体式在躯干内营造了空间，可以防止体液在乳房内部和周围堆积。站立体式可以直接收缩或伸展胸腔、双臂和双肩的肌肉，按摩这些肌肉周边的淋巴结，并促进这些区域淋巴液的流动。例如，牛面式伸展了腋窝以及乳房的外侧肌肉，下犬式伸展了胸部区域的肌肉。

本书中只列举了部分站立体式，但事实上所有的站立体式都对淋巴液的循环有促进作用，淋巴液流动畅通可以使乳房保持健康。站立体式要求以跳跃的方式进入和退出体式。跳跃会带动乳房运动，刺激淋巴液流动，促进淋巴系统的循环，从而减少淤阻发生的机会。

我们双手的功能与心轮相对应，双手的活动会对胸腔、心脏、乳房和肺部产生影响。僵硬、紧张的双手会导致胸腔的紧缩，甚至还可能反过来影响情绪。双手相扣上举式可以使手指和双手变得灵活，有助于能量沿着手臂自由地回流到心脏和乳房。

坐立体式（sitting poses）

对女性而言，坐立体式很重要，因为坐立体式可以强健脊柱，而强壮的脊柱可以很好地支撑乳房。坐立体式锻炼并强化了内部生殖器官，某些扭转体式也可以促进其他腹部器官（包括肝脏）的功能。

肝脏可以转化潜在的毒素，可以将来自外部环境或者是身体内所产生的有毒的雌激素转化为更安全的雌激素（在月经期间所发生的雌激素分泌过盛和反复出现的情况，已被证实是导致乳腺癌发病的原因之一）。但是，如果进入肝脏的毒素（如酒精或化学物质）超负荷的话，那么其清除有害雌激素的能力就会被削弱。

雌激素在乳腺癌和其他易受激素影响的癌症的发展过程中有很重要的作用，因此保护肝脏的健康至关重要。如果肝脏能量的自然流动受到阻碍，那么身体的健康问题，如头痛、偏头痛、消化系统问题和生殖系统问题等将随之而来。

扭转体式的练习就像是拧湿毛巾一样，通过挤压和扭转腹部区域，帮助身体排毒。扭转体式将清除该区域停滞的血液或淋巴液，并将血液中的毒素释放出来。当扭转动作进行时，肌肉得到放松，新鲜的血液流入，如此一来便滋养了整个腹部。

后弯体式（back bends）

在中医中，乳房疾病被认为是一种忧郁的疾病。针灸师会通过调整体内气的流动的方式来治疗抑郁症患者或抱怨胸部沉闷的患者。瑜伽智者从脉轮的角度来描述这一现象：当位于双乳间的心轮（灵魂的宝座）处于下沉、紧缩状态时，瑜伽老师应该鼓励学生上提并打开胸腔。

焦虑与抑郁都会削弱人体的免疫力，因此我们要学会别让抑郁掌控自己。在后弯体式中提升胸腔的能量，可以振奋情绪，将思绪向外引导，提升灵性品质。

前屈体式（forward bends）

前屈体式可以使人沉着冷静。它不仅可以缓解焦虑，还可以降低血压，帮助人们从纷繁散乱的思绪中放松下来，使人变得专注。更重要的是，前屈体式使我们的意识转向内在并去寻找内在的宝藏，也许以前我们一直都在向外、向他人索求，但这个前屈体式会让我们将意识向内转并关注自己的内在。

练习前屈体式可以为头脑内部带来化学性转变。我们将惊喜地发现，平静与满足感无时无刻不在那里。我们的内在正等待着开启它的钥匙——我们的臣服以及轻柔的呼吸，这些都可以帮助我们重新体验与生俱来的自信。

倒立体式（inversions）

倒立体式不仅可以提升能量，还可以使人感到平静和满足。许多研究指出，激素的失衡是乳腺癌的主要成因之一。含有倒立体式的瑜伽练习方案能卓有成效地预防由新陈代谢紊乱而引发的疾病。对于倒立体式的疗愈功效，我本人有非常深刻的体验。我相信倒立体式是瑜伽献给女性最有价值的礼物。倒立体式可以让我们的腺体保持健康，并且使乳房区域保持良好的循环，这正是乳房护理的意义和关键所在。同时，倒立体式也可以起到强化免疫系统功能的作用。

倒立体式可以将乳房从地心引力的作用中解放出来，促进循环系统和淋巴系统的运转，让肌肉变得强健。同时，倒立体式也可以使我们感觉稳定与安全，并赋予我们活力与自信。

仰卧体式（reclining poses）

仰卧体式属于恢复性的体式。它们具有放松身体、平静头脑、安抚神经的作用。仰卧束角式、仰卧简易式、支撑桥式以及摊尸式等体式可以让乳房组织活动起来，使之从胸骨中心向两侧伸展，这对于已经出现炎症的组织来说有防止其恶化的作用。摊尸式是仰卧体式中最能让人恢复元气的体式。这一体式可以让身体所有区域（包括内脏器官和头脑）的紧张、压力得到释放。

调息（prananyama）

普拉那（prana）是所有生命体赖以生存的能量，它遍及整个宇宙，也存在于所有生物体（包括我们人体）内。普拉那是我们内在的力量。它经由体内精微通道流动着，好比能量的河流在持续不断地流淌。如果这些通道被阻塞或被过度刺激，我们就会产生压力，毒素便由此产生，疾病也随之而来。

调息的疗愈作用发生在最根本的层面上。通过对气息的调控，我们从中汲取能量，并学习引导它、驾驭它，以此来获得更多的能量与活力，从而使身体更健康。除此之外，调息法也是使头脑平静的最佳方法之一。

Part 2

乳房健康问题

BREAST PROBLEMS

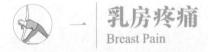

一 | 乳房疼痛
Breast Pain

　　大多数女性在她们生命中的某个时期都会经历乳房的不适或其他变化。虽然这种体验看似平常，但这方面的健康问题却令人担忧。大部分情况下，乳房疼痛是由青春期或怀孕引起的，抑或是与月经周期有关，这都属于没有危害性的疼痛。引起乳房疼痛的因素有很多，我们将在本书的这部分来讲述这些"可能性"因素。总体来说，乳房疼痛或者说乳腺痛可分成两类：周期性乳房疼痛与非周期性乳房疼痛。

1. 周期性乳房疼痛（cyclic mastalgia）

　　女性约有 2/3 的乳房疼痛属于周期性乳房疼痛。周期性乳房疼痛一般发生在生理期前 5~10 天，这段时间大部分人会感到乳房肿胀、疼痛或者压痛，疼痛程度不一。有的疼痛几乎觉察不到，有的疼痛会引起极度不适。虽然在整个生理期乳房疼痛会以不同的程度出现，但是大多数女性的周期性乳房疼痛通常会在经期开始时消退。但也有一些女性，除了经期结束后接下来的那几天以外，她们几乎无时无刻不在忍受这种疼痛。

　　周期性乳房疼痛被认为是由细胞中脂肪酸的不平衡而引起的。细胞中的脂肪酸不平衡，会导致乳房组织对流经此区域的、随生理周期的变化而变化的激素过度敏感。

此外，情绪因素也可能会引起周期性乳房疼痛——由情绪压力引发的激素变化也会加重乳房的疼痛。各个年龄段的女性都有可能患上周期性乳房疼痛，但绝经期女性尤为普遍。接受了激素替代疗法而绝经的女性，可能会出现相似的症状。通常患者双乳都会出现周期性乳房疼痛，这种疼痛往往被描述为沉重的、酸痛的或刺痛的感觉，其影响范围从乳房一直延伸至腋窝和上臂。如果这种乳房疼痛或压痛伴随有肿块、囊肿或区域性增厚，则被称作"纤维囊性乳房"。如果周期性疼痛仅出现在一侧乳房，那么就说明这一侧的乳房内可能存在某些由激素不平衡而引发的物质。

2003 年，一篇发表在《妇产科》杂志上的研究报告称，患有乳房疼痛的女性比没有乳房疼痛的女性的乳腺管更宽大一些。文章指出，女性的乳腺管扩张得越大，她们感受到的疼痛就会越强烈。这些发现促使许多医学专家开始重新思考导致这一典型的经前期综合征的原因。

2. 非周期性乳房疼痛（noncyclic mastalgia）

不随月经周期出现的乳房疼痛，被称为"非周期性乳房疼痛"。非周期性乳房疼痛有可能是身体结构造成的，与激素水平无关；也有可能是由乳房创伤或

THE EFFECT OF YOGA 瑜伽的功效

很多女性使用某些非处方药物来缓解经期的疼痛，如此一来就好像什么也没有发生。但是周期性疼痛以及纤维囊病变，对于我们来说也许是一种积极的提醒，它使我们能退后一步与身体联结。人体的内分泌系统包含各种激素和腺体，可以通过一套针对生理周期的瑜伽练习［详见本人的著作《女性瑜伽之书》（*The Woman's Yoga Book*）一书］来达到平衡状态。内分泌系统功能的正常运行对乳房健康至关重要，因为只有当雌激素与黄体酮处于平衡状态时，才能确保在每个月中，甚至是一生当中激素运行正常、乳房保持健康。

乳房手术引起的。偶发情况下，如果这种非周期性乳房疼痛发生在局部，并且是持续性疼痛，很有可能是由囊肿或纤维腺瘤而导致的。

典型的非周期性疼痛只发生在一侧乳房，这种疼痛可能是持续性的，也可能是间歇性的。通常，患者将这种疼痛描述为撕裂的、尖锐的、刀刺般的或者有灼热感的疼痛。非周期性乳房疼痛产生的另一个原因可能是颈部或胸腔深层的肌肉发炎，这种疼痛呈放射状向外扩散，让人感觉仿佛疼痛来自乳房或者心脏。另外，乳房区域尖锐的疼痛也可能是由于不正确的体育锻炼或上提重物而造成的，例如，你可能过度拉伸了胸腔内的某一块肌肉，或者某条肋骨骨折了。

某些含激素的药物（包括一些治疗不孕的药物、口服避孕药等）或者激素治疗都可能与乳房疼痛或压痛有关。这也正好解释了一些女性为什么在经期结束后仍然会感到乳房疼痛。还有一些医学报道认为，乳房疼痛与抗抑郁药物如百忧解、舍曲林有关。此外，降低胆固醇和治疗心脏病的药物也可能会引发乳房疼痛和乳房变化。

胸部较大的女性在一般情况下患乳房疾病的概率小于胸部较小的女性，但她们却更容易患上非周期性乳房疼痛，并且还可能伴随有颈部、肩部或背部的疼痛。乳房切除手术有时候能缓解这些不适症状，但是乳房切除手术的切口在愈合后也可能留下挥之不去的疼痛。此外，体重增加也是造成乳房疼痛的元凶之一（过多的脂肪可能导致乳房组织内的雌激素激增）。

THE EFFECT OF YOGA 瑜伽的功效

因颈部关节发炎而引发乳房和胸部疼痛时，可以练习站立体式和扭转体式。这样的练习可以给颈部和上背部的椎间盘减压，你可以在转头时专注于颈部的拉伸，与此同时放松肩胛骨，使之远离颈部。练习后弯体式可以降低人们对抗抑郁药物的依赖，此体式有助于振奋精神、稳定情绪、恢复心理平衡等。

这些体式让乳房区域组织得以伸展和活动，由此改善了血液和淋巴液的循环。后弯体式（如骆驼式和倒手杖式）让身体与地心引力相抗衡，可以使乳房上提，因为地心引力通常是将乳房往下拽、使之下垂。同时，后弯体式还可以强健胸肌、纠正不良的身体姿势。

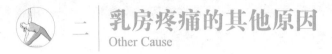

二 | 乳房疼痛的其他原因
Other Cause

可能引起乳房疼痛或不适症状的其他原因有：乳房纤维囊性疾病、怀孕、哺乳期、更年期、带状疱疹、使用某些药物（含激素的药物）、乳腺癌的治疗或者穿戴不合身的胸罩等。

将双乳挤压、塞进一个过小的胸罩，会令人不适，引起瘙痒（特别是在炎热潮湿的天气里）、疼痛甚至剧痛。如此一来，乳房区域的血液循环和移动都会受限，进而导致淋巴组织停滞不动。同样的道理，用胸罩内的钢丝圈将乳房托起并夹紧，这对于娇嫩的乳房组织来说并没有什么好处。你应该确保所穿戴的胸罩是由天然材质做

THE EFFECT OF YOGA 瑜伽的功效

带状疱疹发作时，最重要的、也是首先要做的事是：去医院看医生。赖氨酸是一种已被证实可以有效抑制疱疹病毒（引发带状疱疹的病毒）的氨基酸。姜黄色素是一种从姜黄中提取的抗氧化物质，是已知的抗病毒物质。另外，还必须针对免疫系统展开有效的治疗。

有规律的瑜伽练习可以消除疲劳并改善免疫系统功能，尤其是倒立体式，这个体式可以激发免疫系统功能。仰卧体式可以为疲惫的身躯重新注入能量。我的建议是：规律地练习瑜伽，练习的内容应该包含各类体式，并且编排顺序平衡合理。你可以去上瑜伽课，也可以在家练习，还可以约上一位好友一同练习，重要的是坚持练下去！如果你每天坚持下来并且感觉良好，逐渐地，你的健康会得到整体改善。

成的，并且不能太紧，要使其能够适当地支撑起乳房，并使胸部能够顺畅呼吸。

当身上出现带状疱疹时，若疱疹扩散至乳房的话，患者会感到非常痛苦。约有 20% 的患者在初期带状疱疹发作结束后，仍然会受到疼痛的折磨。另外，若皮肤没有得到很好的保护（特别是在起疱阶段），会造成二次细菌感染，同时会伴有疼痛、皮肤发红和发炎等症状，并且极有可能发展成为新的带状疱疹。一般来说，免疫系统较弱的人群患带状疱疹的概率较高，即使出过水痘的人群也存在患带状疱疹的可能性。

以下人群患带状疱疹的概率与年纪超过 60 岁的人群相仿，都属于带状疱疹高发人群：艾滋病患者、艾滋病病毒携带者、正在接受类固醇治疗的患者、正在接受放射治疗或化疗的患者、曾患骨癌或淋巴癌的患者、压力过大以及疲劳过度的人等。

1. 纤维囊性乳房（fibrocystic breast condition）

纤维囊性乳房问题是一个概括性术语，用以描述一系列发生在乳房部位、同时影响腺体组织和结缔组织的良性病变。它取代了另外一个完全误导读者且相当有警示意味的术语——纤维囊性疾病。超过 60% 的女性有过乳房组织增厚和偶发性乳房肿块。通常来说，纤维囊性乳房问题（也指纤维囊性改变）是指乳房在月经来临前 1~2 星期内变得肿胀，能摸到结块（或块状）以及有压痛感。

引发纤维囊性乳房问题的原因还来自乳房周围组织松弛对乳房的支撑力下降，时间一长，乳房组织就会下垂，可能会出现微小的撕裂并产生炎症。若此区域有过度的拉伸，纤维囊性问题也会随之加重。倒立体式有助于减少地心引力对乳房组织的牵拉。

其他被列入纤维囊性乳房问题的还包括非周期性乳房肿块、密质乳房、乳房囊肿和纤维囊腺瘤。以上列举的就是最常见的，也是影响大多数女性身心和谐的乳房健康问题。很多乳房疾病并不能完全清晰地按以上方法分类，因为它们往往是重叠出现的。

纤维囊性变化（fibrocystic change）

伴随着痛感的乳房肿胀、压痛、肿块，是经前期综合征的典型症状。一般出现在每次月经周期的初期，月经结束则症状消失。有些女性还可能出现小结节或乳房囊肿的情况，其程度从非常轻微、略微不适到严重不适。这些症状在更年期前后会变得越发明显。除非进行激素替代治疗，否则这些症状只有在更年期后才会消失。其他纤维囊性变化的症状还包括：乳头瘙痒、其他非正常的敏感反应和乳头出现非血性分泌物等。

乳房肿块（lumpy breasts）

乳房肿块（有时被称为密质乳房）常常困扰着女性。一些女性的乳房肿块是持续性而非间歇性的，有些女性会发现这些症状在月经来临前会更加明显（此时肿块出现纤维囊性病变）。纤维囊性组织较密集的区域将会在乳房周围产生不规则的硬块。乳房会有"鹅卵石"的质感，或者让人感觉到仿佛有许多微小的珠子散布在乳房组织中。这种情况在 30~50 岁的女性群体中更为常见。

THE EFFECT OF YOGA 瑜伽的功效

如果乳房疼痛是由于激素不平衡而引起的，那么就可以通过练习倒立体式来改善内分泌系统的功能。头倒立式是针对这一情况的最重要的倒立体式，但最好是由瑜伽老师面对面地教授，因此本书没有涉及头倒立式。此外，肩倒立式、犁式和支撑桥式都有助于维持激素的平衡。

建议你将这些体式都纳入日常的瑜伽练习中。这样，当月经来临时，你就不会遭受周期性乳房疾病的困扰了。前屈体式所产生的效果对头脑和身体也会产生积极、正面的影响。你会发现如果经常练习这些体式，因月经周期而引发的问题会逐渐减少，《女性瑜伽之书》一书更深入地讲述了如何配合生理周期的变化来调整你的瑜伽练习。

这种现象产生的原因是多年反复性激素变化的刺激导致了乳房肿块变坚硬。与乳腺癌不同的是，乳房纤维囊性病变往往同时影响两个乳房。一般在身材偏瘦的女性或乳房较小的女性身上更容易出现。

囊肿（cysts）

乳房纤维囊肿是柔软的、湿润的、液体状的囊肿。当囊肿有坚硬感，更倾向定义其为"肿块"时，就不像纤维腺瘤那么好界定了。在可控的情况下，乳房囊肿边缘很光滑，摸上去感觉有点像橡胶。这些肿块的典型特征是可移动的、不附着于任何组织。通常情况下会有多个肿块，但也可能只有一个肿块。乳房囊肿无需进行治疗，除非肿块较大，有痛感或其他不适感。如果属于这种情况，就可以将乳房囊肿中的液体抽出，以此来缓解各种不适的症状。

乳房纤维囊肿的成因是激素周期性的变化，以及乳房内的体液、细胞和细胞残骸的堆积阻碍了淋巴液的流动。此外，高碳水化合物的饮食结构、主要脂肪酸摄取不足、过度饮酒和摄入含咖啡因的饮料（如咖啡、可乐等）都可能加重乳房纤维囊肿的病情。有些研究专家认为乳房囊肿的成因也与遗传因素有关。

THE EFFECT OF YOGA 瑜伽的功效

站立体式和后弯体式有增进循环系统的功效，有助于将身体的（包括乳房的）废物排出体外，并且保持淋巴系统和其他身体通道的畅通，从而减少对乳房的刺激。

扭转体式有助于解决雌性激素过多的问题。它挤压以及扭转腹部区域（包括肝脏）时，可以将停滞的血液、体液和毒素挤走，从而起到净化内脏的作用。从扭转体式中还原时，又带来了新鲜的血液去供给和滋养内脏器官，如此一来，肝脏可以更有效地对多余的激素进行代谢，并将其排出体外。

将扭转式和倒立式合并练习时，可以给乳房组织带来新鲜的血液和氧气供给，并且有助于减少地心引力的牵引。

纤维腺瘤（fibroadenoma）

这种细小的、固体状的良性乳腺肿瘤是由腺体组织形成的。纤维腺瘤不会危及健康，一般发生在育龄阶段的女性身上，尤其多发于非洲裔美国女性身上。

与乳房纤维囊肿不同，纤维腺瘤从形状上可以很容易地被判断出来。通常情况下，但非绝对，纤维腺瘤没有痛感。大多数情况下，纤维腺瘤只出现一个。当被触碰时，它会轻易地移向皮肤下方。若从大小来区分，纤维腺瘤的大小介于小扁豆与玻璃珠之间，它的特点是不会随月经的结束而消失，反而会随怀孕和哺乳而增大。一小部分的纤维腺瘤会自然消失，但如果通过手术的方式摘除它们，则会出现复发的情况，而且复发率高达 20%。

密质乳房（dense breasts）

纤维囊性乳房和乳房肿块有时会被定义为密质乳房。但严格来说，医生在临床上对密质乳房、纤维囊性乳房和乳房肿块的诊断会大相径庭。密质乳房与密质较低的乳房相比，前者会有更多的结缔组织和腺体组织，而密质较低的乳房中脂肪组织的成分会更多些。小的囊肿会使纤维性乳房的密度变得更大。

纤维囊性乳房是指由于某些原因而令乳房组织生长或改变。这可能会导致乳房的密度增加，同时使脂肪成分所占的百分比减少。与纤维囊性乳房不同的是，密质乳房的结构会比较稳定，也更紧实些，但在成分上却与纤维囊性乳房相同，两者都含有输乳管和脂肪组织。

THE EFFECT OF
YOGA 瑜伽的功效

我们没有专门的瑜伽练习序列推荐给密质乳房的患者，因为密质乳房不算是一个严重的乳房健康问题。但有句话说得好："就算你没有乳房疾病，也可以从瑜伽练习中获益。"本书中前两套瑜伽体式序列：免疫系统与乳房护理以及能量与乳房护理，都可以激发和促进免疫系统功能，帮助机体构建强大的防御机制来应对生殖系统（乳房也是其中之一）的各种疾病。

密质乳房现已成为常见的乳房健康问题，大家已经习以为常，很少有人会为此而担忧。据估计，40%~50% 的女性属于密质乳房，且年轻女性比年老的女性更易出现密质乳房。研究表明，接近 75% 的女性在 40 多岁，患病率通常会随年龄的增长而下降。但也有很多在年轻时被诊断为密质乳房的女性，在更年期后依旧有密质乳房的问题。

2. 乳房筛查（screening）

诊断乳房组织变化的最主要方法是对乳房进行触诊。医生一般都建议女性每月进行自检，虽然说乳房肿块通常都是被意外发现的，但日常自检依旧很重要。阿育吠陀传统医学鼓励女性每天进行全身的自我按摩（尤其是乳房）。按摩乳房可以起到滋养并清洁乳房的作用，同时还可以促进血液和淋巴的良性循环。因此我建议你与其特意"去寻找肿块"，倒不如在沐浴前后，使用无刺激的身体乳液给身体进行轻柔地按摩。开始滋养、呵护你的乳房吧，这会成为一段令人愉悦的美好时光！这也是了解乳房日常状态的最好方式。

一般来说大多数的肿块都不是癌症，但无论何时发现了乳房肿块，你都应该及时看医生，让医生来做出诊断。只有极个别的纤维囊性乳房无法通过触诊被查出，事实上这种纤维囊性乳房即使通过乳腺 X 射线也很难确诊。在患乳腺癌概率上，有纤维囊性乳房或密质乳房的女性并不比那些没有纤维囊性乳房的女性高。但对于她们来说，要检查出肿瘤的存在则更为困难，因为大多数情况下，恶性肿瘤并没有那么容易在早期被发现。厚重的、密质的、纤维性的组织在传统的乳腺 X 射线片上是呈现为白色的，因为肿瘤也同样呈现为白色，所以要将其与健康的密质乳房组织区分开来的确是一件较为困难的事情。专业乳房超声波检测以及其他医学检查（比如高清数码乳腺 X 射线检查、热影像技术）成像更清晰，并且能够做出更准确的诊断，我会在第五部分进一步阐述乳腺 X 射线检查和筛查。

有时候，为了将纤维腺瘤、肿块或囊肿与乳腺癌区分开来，我们有必要通过穿刺或其他手术的方式获取乳房组织的样本进行活检，以此来得到更准确的诊断结果。

3. 乳腺癌（breast cancer）

乳腺癌是一种可能危及生命的癌症，近年来发病率急剧上升。目前在美国，每年每 8 名女性中就有一位患有乳腺癌。

风险因素（risk factors）

美国癌症协会的调查结果显示，只有 5% 的纤维囊性乳房问题产生的病变可能会发展成乳腺癌。乳腺癌的风险因素包括年龄、基因和激素水平。约有 75% 的乳腺癌发生在年龄超过 50 岁的女性身上；23% 发生在年龄 30~40 岁的女性身上；而仅有 2% 发生在 30 岁以下的女性身上。如果你的母亲或姐妹（第一近亲）在更年期来临前被诊断为乳腺癌患者的话，那么你患上乳腺癌的风险就会比普通人群高出 2~3 倍。

如果有以下情况，则患乳腺癌的概率将增大（这有可能是因为长时间受雌激素影响的缘故）：初潮的年龄较早，更年期的开始时间晚于中年（超过 52 岁），从未生育过孩子，第一次怀孕的年龄超过 30 岁，没有给孩子提供母乳喂养等。另外，长期使用口服避孕药也被认为是一个引发乳腺癌的高风险因素。众多理论阐述了乳腺癌的成因：受到病毒、化学物质和辐射侵袭，不良的生活方式（如压力过大、睡眠不足），悲观的生活态度，缺乏正常的社交生活以及不良饮食习惯（包括过度饮酒）等。

患病征兆（warning signs）

一般来说，乳房疼痛极少发生在乳腺癌患者身上。乳腺癌的最明显的征兆是乳房有肿块出现。

为了理解乳腺癌的定义，我们需要了解介入性癌与原位癌之间的区别。介入性癌是指从小叶或管道中产生的异常细胞扩散到乳房周围的组织，这为癌症向身体其他部位扩散打开了方便之门。原位癌是指异常细胞仍旧留在"原位"，即留

THE EFFECT OF
YOGA 瑜伽的功效

虽说瑜伽无法预防、诊断或治愈癌症（有必要说明的是，瑜伽可以改善人们整体的健康状况），但在手术前、手术后以及化疗或放疗期间练习相应的瑜伽体式，会有助于身体康复。我将会在本书第四部分提供这些练习序列。

化疗或放疗期间

化疗或放疗会在全身或局部产生热能，进而影响全身各个系统的功能。仰卧体式可以让身体各个系统冷却并平静下来，这个体式可以给予身体滋养。仰卧体式也可以借助低矮的支撑物来练习，这样胸部和双臂不会承受压力，所以有利于外科手术所留下的伤口迅速愈合。仰卧体式可以消除疲劳，改善免疫系统功能，并让我们体验到什么是真正的平静。在治疗期间和治疗之后（至少 6 个月内），你不应该去上那些耗费体力的瑜伽课，而是需要通过一个精心设计的瑜伽练习方案，给自己约两年的时间，从化疗或放疗中康复过来。

化疗或放疗结束后

化疗或放疗不仅会引起神经的萎缩，还会导致身体疼痛或者使人失去活动能力。因此，为了重新恢复上半身的活动能力，建立自我疗愈的信心，你应该在密集性化疗或放疗结束后尽早开始练习一些较为活跃的瑜伽体式。在康复体式序列中，应逐步加入一些伸展体式，例如反祈祷式、互抱双肘的反祈祷式等，这些体式可以有效地缓解乳腺癌手术或治疗所引发的疼痛和僵硬感，同时也可以减少疤痕组织的牵拉、促进身体的疗愈。

练习一段时间之后，你可以逐步地、慎重地开始尝试练习更多种类的体式，比如站立体式。站立体式可以帮助你重新获取力量和耐力，同时也有助于重拾失去的平衡力，补充能量并且消除焦虑。

乳腺癌形成的部分原因是在雌激素过多的环境下导致致癌物的产生。通过包含调息法和倒立体式在内的、持久而稳定的瑜伽练习，有助于重建神经系统，调节内分泌系统，强化免疫系统，让心灵与身体之间建立一种健康的关系。

在小叶或管道当中。虽然这一名词中使用了"癌"这一字眼，但这里的细胞不具备扩张能力，也尚未出现恶性肿瘤的扩散，它们通常被称为癌前病变，因为它们有发展成为介入性癌的风险。（关于这一话题的详细阐述，请阅读本书第五部分"乳房的日常护理"。）

正如囊肿和纤维腺瘤各有特点，由癌症而引发的肿块也有其具体的特征，即癌性肿块不是圆滑的，它们会呈现不规则的形状；癌性肿块不会随月经周期而改变，触摸时不会在指尖下方游走，而像是附着在乳房上；癌性肿块不会有压痛感，但乳房、背部或胸口可能会伴有疼痛感。

癌症会改变乳房内部的结构，留下"疤痕"。当你"提拉"乳房时，皮肤会产生凹陷，乳头变平或发生偏移。癌症会阻塞乳房的淋巴管道，使乳房的皮肤看上去像皱皱巴巴的橘子皮。请务必重视这些征兆，当出现这些征兆时，应该及时咨询医生。

乳晕症（paget's disease）

这种罕见的疾病一般出现在乳腺癌初期阶段。乳晕症看上去像是长在乳头和乳晕上的"无害健康"的皮疹（比如一个小小的红疱）。其他症状还包括：乳头疼痛、乳头上或其周边皮肤有破损、有时乳头会有液体渗出、乳头表层变硬以及由此而引发的乳头瘙痒和灼热感等。

4. 怀孕（pregnancy）

乳房的压痛感是怀孕的早期征兆之一，乳房的压痛感会从怀孕第 4~6 周开始一直贯穿妊娠的整个第一阶段（前 3 个月）。激素的变化使血液流量激增，因此导致乳房肿胀、疼痛、刺痛并且对触摸反应异常敏感。有些女性描述，这种感觉是月经来临前乳房不适感的加强版。

在妊娠期间，乳房会持续地增大。通常情况下，它会增大 1~2 个罩杯，尤其是初次怀孕时，随着肌肤的拉伸，乳房会出现瘙痒感，也可能会出现妊娠纹。乳房皮肤下方的静脉会变得清晰可见，乳头也可能变大且颜色变深。几个月后，乳晕也会变大且颜色加深。大约在怀孕的第 3 个月，乳房开始产生初乳，此时乳房可能会开始流出少量的、黄色的黏稠物质。这对于婴儿来说，是特别有营养的乳汁。

用可可油或黄油来润肤可以缓解皮肤的干涩和瘙痒感，还有助于减少妊娠纹的产生。事实上，最有效的减少妊娠纹的方法是避免体重的猛然增长，让体重缓慢而稳步地增长，最好控制在 15.9 千克以内。同时，膳食的摄入应该均衡、合理，并且需要饮用大量的水来保持乳房的皮肤健康，为乳房提供充足的水分。维持乳房健康最有效的方法是，每天都坚持瑜伽练习。

THE EFFECT OF
YOGA 瑜伽的功效

以下体式可以促进乳房周围血液的循环，可以帮助皮肤保持弹性并减少妊娠纹的出现，如双臂上举的山式、双手相扣上举式、牛面式、反祈祷式、有支撑的站立前屈式、三角伸展式、三角侧伸展式、半月式。准备练习时，背部要靠墙，手要放在瑜伽砖上，以此来减少不适感、沉重感以及乳房的颤动。

你可以在整个妊娠阶段练习这些体式：肩倒立式、犁式、有支撑的犁式、倒箭式等，它们都可以改善胸部的血液循环，并且可以有效缓解产前的乳房不适。需要注意的是，只有在保持感觉舒适的情况下才可以练习犁式，也就是说，只有当你能够做到提升脊柱，且不挤压胎儿的情况下，才可以练习犁式。此外，妊娠后期的女性，如果在练习中感觉呼吸沉重，则应立即停止。

5. 母乳喂养 (breast feeding)

乳房充血

哺乳期的女性可能会感觉乳房组织内部有疼痛感或肿胀感。这期间，乳房会变得坚实、肿胀、沉重，而且对触摸尤其敏感，此外，乳房可能会出现颤动，有些女性还可能会伴有轻微的发烧。医学博士娜塔莎·堪贝尔－麦伯德（Natasha Campbell-McBride）在她具有重大突破的著作《心脏综合征》（*Gut and Psychology Syndrome*）一书中提到，"这种发烧是至关重要的"，虽说它难以控制，但却能帮助身体疏通乳房内的输乳管。乳房充血的最佳缓解方法是，通过不间断的母乳喂养，使乳房能够彻底清空。在保持母乳喂养的同时，哺乳期女性可以练习一套有助于身体修复的瑜伽体式序列。

THE EFFECT OF YOGA 瑜伽的功效

在乳腺发炎并伴有脓肿的情况下，患者应在结合药物治疗的同时，练习仰卧束角式、仰卧简易式、支撑桥式以及摊尸式来帮助身体疗愈。这些体式伸展并安抚了乳房，有助于缓解乳房的压痛感。

注意：在感染发生阶段，避免练习倒立体式。

为了避免乳房堵塞和变硬，你可以练习支撑桥式、有支撑的肩倒立式以及倒箭式等。当乳房有坚硬感时，双乳是充盈着乳汁的。此时，请不要过度练习瑜伽，应该避免练习耗费体力的体式。当乳房充盈时，可以练习仰卧束角式、使用抱枕的摊尸式。除此之外，练习时要有意识地呼吸，延长吸气和呼气的时间，从而帮助身体获得更多的氧气，以提高乳汁的品质。

以上提及的所有体式和调息法都可以帮助乳房增加乳汁量，并起到净化乳汁的作用。

乳腺炎

哺乳期女性乳房发炎是非常普遍的现象，其症状包括疼痛、疲劳、发烧、发冷、乳房充血等。堪贝尔－麦伯德博士称："乳腺炎是母乳喂养过程中必不可少的。"大多数哺乳期的女性通常会不止一次地患上乳腺炎。堪贝尔－麦伯德博士说，乳房感染是促进婴儿免疫系统成熟的自然方式之一。大多数情况下，人们会使用抗生素治疗乳腺炎。对此，堪贝尔－麦伯德博士说，必要时可以服用抗生素，但不要停止母乳喂养。尽管乳汁中会有抗生素的成分，但母乳仍然能给婴儿的免疫系统提供保护。在接受抗生素治疗的同时，母亲应该服用益生菌，并摄入大量的发酵食物。

乳汁减少

哺乳期妈妈的消极状态，例如烦躁、怨恨和愤怒都可能导致哺乳出现问题。

此外，当瑜伽练习或其他锻炼强度过大时，哺乳期妈妈也有可能会出现乳汁减少的情况。如果在一套瑜伽序列练习结束之后，乳汁的分泌量锐减的话，那么就应该及时做出调整，或者降低练习强度，当然，还是要以恢复性的体式序列为主。

乳汁的产生并不仅仅是机械化的过程，它是内分泌系统的一种功能。瑜伽体式比体育锻炼涵盖的范围更广，瑜伽可以"读懂"那些导致身体功能不良的潜在因素。瑜伽老师吉塔·S. 艾扬格和瑞塔·凯勒在所著书籍《艾扬格孕产瑜伽》中写到："在放松体式中，人体的器官处于休息的状态。而这种放松的状态允许横膈和肺部充分地扩张，当你深呼吸时氧气的摄取量也随之增加。"

以下是给新妈妈和哺乳期妈妈的建议

当哺乳期妈妈出现睡眠不足的问题时，结合倒立体式练习仰卧体式，可以安抚情绪。不仅新妈妈们可以从该练习中获益，所有练习的人都可以从中受益。与此同时，婴儿也会马上被一种积极正面的情绪所感染，无忧的母亲势必会养育出无忧的孩子。

乳头瘤

乳头瘤通常是良性肿瘤。有人认为乳头瘤是纤维囊性疾病的一种，但大多数医生却认为它们不同于良性肿瘤。乳头瘤的肉瘤通常是凸出来的并深入乳头正下方的输乳管。一般情况下，乳头瘤被发现的第一个征兆是少量的清液、血性液体或黏稠状液体从乳头处排出。另外，乳头周边有轻微的肿块或伤疤，也有可能引起乳头流血。乳头瘤可以通过外科手术切除，通常情况下，这种切除手术不会改变乳房的外观。

THE EFFECT OF
YOGA 瑜伽的功效

在乳头瘤手术之后，应该马上开始练习仰卧束角式、仰卧简易式和支撑桥式。练习时，要用折叠好的毯子（开始时用一条毯子，过一段时间后用两条毯子）。以上三个体式练习结束后，练习摊尸式。在练习摊尸式的过程中，最应该关注呼吸的过程，先自然地吸气，然后再轻微延长呼气。持续练习一个月，这些体式可以让乳头的伤口或穿刺术后的伤口（在初诊时可能会使用穿刺术）不受任何打扰，非常有助于身体的术后康复。乳头瘤手术留下的伤口可能要经过3年时间才能完全消失，这取决于手术时采用的方式和乳头瘤扩散的程度。

随着时间的推移，练习体式所需的支撑物从折叠成窄条的毯子可以逐渐替换成抱枕。请注意，对于年龄较大的女性来说，术后康复的时间会更长些。经过一段时间之后，可以用抱枕作为辅助工具来练习倒手杖式、有支撑的下犬式、有支撑的犁式、婴儿式以及倒箭式。最后，可以练习一些站立体式，练习重点是要通过稳定背部来支撑并上提胸部。

Part 3

乳房护理与瑜伽体式

BREAST CARE AND YOGA POSTURES

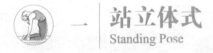

一 | 站立体式
Standing Pose

1. 山式（tadasana）

改善姿势 ▪ *强健乳房组织* ▪ *减轻经前乳房沉重感*
缓解乳房压痛 ▪ *活化双肩* ▪ *强壮脊柱*

【**注意事项**】如果练习者患有心脏病、高血压、低血压等疾病，或有偏头痛、失眠等症状，在练习山式时请不要将双手高举过头。

处于妊娠第一阶段（前3个月）的孕妇应该坐在瑜伽椅上（可以采用英雄式或简易坐），来练习双臂上举的山式或双臂上举且互抱双肘的山式。如果孕妇有流产的可能性，那就应该彻底放弃站立体式的练习。

如果练习者处于乳腺癌手术后的康复期，那么在练习山式时就要敏锐地觉察手术区域的微妙变化，要按自己的节奏去练习瑜伽，花足够长的时间去完成力量、能量和灵活性的修复。乳房组织在健康状态下也是非常脆弱的，如果化疗或放疗的副作用尚存或在乳房组织状态不佳的情况下，乳房组织会更加脆弱。练习时要确保敏感区域周围的肌肉不会有太大的受力。

【**辅具**】瑜伽垫·墙壁
在本书的练习中，建议使用瑜伽垫。

当女性站立时，如果没有上提胸骨，那么乳房正下方的两条肋骨就会受到挤

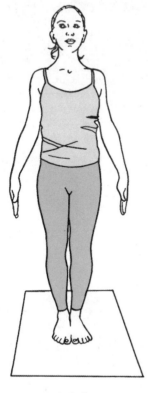

1. 山式

压，进而抑制胸腔区域的血液循环。练习山式（图1）可以改善站姿，从而增进乳房、腋窝、肺部和心脏区域的血液循环。练习者可以通过不同的方式练习山式：站立的山式、双臂上举的山式、靠墙的山式以及双臂上举且互抱双肘的山式。

站立的山式是其他山式的基础。开始时，双脚站立在瑜伽垫上，让身体的重量平均分配于双脚上。将大腿前、后侧肌肉内旋。吸气并上提胸腔的两侧。呼气时，将双肩向下沉，转动掌心使之朝向身体的两侧，延展双臂向下。吸气时，将身体沿着躯干上提至头顶；呼气时，脚后跟向下压。

如果感到乳房不适或近期刚做完乳腺癌手术，要特别注意背部力量的运用，让背部在山式等所有站立体式中起到支撑作用。练习时，将两侧肩胛骨坚实有力地收入背部，并使之朝腰的方向下沉，使背部肌肤沿着肩胛骨向下放松。

双臂上举的山式

双臂上举的山式（图1A）通过拉长和强化手臂，纠正并加强双臂以及下背部的肌肉群，从而提升躯干上侧的灵活性。练习时，练习者以山式的准备姿势站立在瑜伽垫上，双臂向上伸展，所有的手指都向上延展。上臂骨骼收向肩关节。保持掌心相对，双臂高举过头顶，从腰部两侧开始，在向上提拉乳房、双肩的同时富有活力地伸展。使双耳与双臂处于一个水平面，双肘伸直并稍

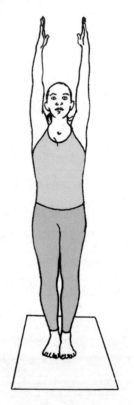

1A. 双臂上举的山式

稍上提，脊柱向上延展。让双臂从双肘内侧开始均匀地上提，从肩部一直到指尖，充分地延展双臂。同时，将两侧三角肌下拉向肩胛骨。

仔细观察双臂上举的动作对乳房周围的组织所产生的影响，并体会乳房组织对伸展的反应，确保手臂的运动量不会过度。退出体式时，呼气并将双臂向前伸，然后放下。

▍靠墙的山式

有些时候，人们需要借助其他辅具才能达到身体的正位，接下来这个体式就可以借助墙壁来练习（图 1B）。

练习双臂上举的山式时，若因上举手臂而导致腰椎前倾（使下侧肋骨外凸）的情况产生，可以通过站在瑜伽垫上并背靠墙来练习。让双脚脚后跟、小腿、臀部、肩胛骨、头后侧和双臂处于同一平面，并且都贴在墙壁上。吸气时，掌心相对，双臂向前伸展，然后在保持大腿和腹部稳定、不向前倾的情况下，将手臂高举过头顶。

从双肘的内侧拉长手臂，一直伸展到指尖，使双手贴住墙。为了保持肩部下沉且向上充分展开，应将两侧肩胛骨向下内收，并远离双耳。

如果双臂位于头部的前方，那么应该从背部来进行调整。将两侧肩胛骨用力地压向胸腔，并使它们向下滑动，然后拉动双手进一步靠向墙壁。如果双肘没有伸直，可以将双手的距离打开一些，直至肘部伸直为止。然后缓慢地收拢双臂，使之回到平行相对的状态。在双臂缓慢收拢的过程中，当达到双肘再也无法伸直的那一临界点时，停止收拢的动作。呼气时，双臂向前，然后下落退出体式。

▍双臂上举且互抱双肘的山式

在头部上方互抱双肘是另一种可以使僵硬的肩部和腋窝变

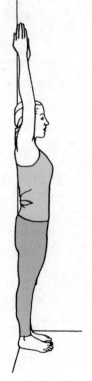

1B. 靠墙的山式

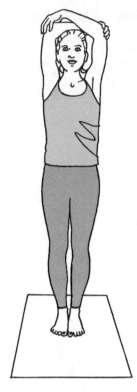

1C. 双臂上举且互抱双肘的山式

得灵活自如的方式。当双臂弯曲时，提起上臂并使之远离肩胛骨会变得容易一些，这个做法同时也为乳房和腋窝营造了空间，可以使乳房和腋窝变得柔软。

从山式开始，双臂举过头顶。然后屈肘，用右手抓左肘，用左手抓右肘（图1C）。然后将双肘向上拉伸并远离躯干的两侧。放松两侧肩胛骨，使之向背部沉落。观察三角肌（上臂顶端那些肥大、厚实的肌肉群），使三角肌的顶端往肩胛骨的方向下沉。并保持背后的肋骨处于伸展的状态，在确保身体前方下侧的肋骨不向外突出的同时，调整双肘的位置，使之处于肩部的正上方，并让双肩在臀部的正上方，而臀部在双脚脚跟的正上方。如果双臂上举至双耳两侧时，腹部始终会前推的话，就不必将手臂一直高举至耳朵的两侧。换另一侧完成同一体式，双臂回到上举的姿势。然后用左手抓握右肘，再用右手抓握左肘。退出体式时，双臂伸直并下落。

2. 双手相扣上举式（urdhva baddangullyasana）

*扩展胸部 ▪ 增进肩关节灵活度 ▪ 强健乳房组织 ▪ 减轻经前乳房的沉重感
缓解乳房压痛 ▪ 促进淋巴液在乳房周围和腋窝的流动*

【注意事项】遵循山式中提及的相关注意事项。孕妇在妊娠第一阶段（前3个月）应该坐在瑜伽椅上（也可以采用英雄式或简易坐）来练习双手相扣上举式。

新妈妈们请注意：以上4个体式要等到分娩4个月后才可以开始练习。

【辅具】瑜伽垫·墙壁

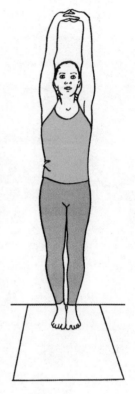

2. 双手相扣上举式

双手会影响胸部、心脏、乳房和肺部。僵硬、紧张的双手可能会引起胸部的紧张感，从而产生负面情绪。双手相扣上举式（图2）可以促进能量自由地从舒展开的掌心沿着手臂流动到心脏和乳房。

将瑜伽垫短边的那一侧靠墙面放置。以山式（图1）站立在瑜伽垫上，站立时双脚脚跟、小腿、臀部、肩胛骨和手臂要碰触到墙面。将双手十指相交，转动掌心向外并远离身体。此时，你会正好看到双手的手背。保持双臂伸直，呼气时将双臂抬至与肩同高、与地平行的位置。将双肩向后绕、向下沉，同时施压双手，使之远离身体。然后吸气，将手臂抬至头顶，让上臂与耳朵平齐。让双手的手心朝向天花板，同时应注意将食指的根部充分舒展开。通过内收上臂的外侧和肘部来伸直双臂。同时注意不要让大腿骨或最下侧的肋骨向前突出。

换另一侧练习体式时，先将双臂放下，使之与肩平齐。将手掌翻转使掌心朝向自己。交替左右手，让另一侧的拇指居于上方。然后翻转手掌使之远离身体。吸气的同时，将双臂向上举过头顶。退出体式时，将十指相扣的双手降低至肩部的高度。再次绕肩向后并施压双手，使之远离身体。然后翻转手掌，使掌心朝向身体。松开相扣的手指，让手臂分别落于身体的两侧。

3. 牛面式（gomukhasana）

重塑上背部的灵活性 ▪ 强健乳房组织 ▪ 改善呼吸
促进胸部和腋窝周围的血液循环 ▪ 增加肩关节灵活度

【注意事项】如果因压力造成的头痛、腹泻等症
状，或有严重的颈部、肩部问题，请避免练习牛面
式。同时，也要遵循山式中提及的相关注意事项。

【辅具】瑜伽垫 · 瑜伽带

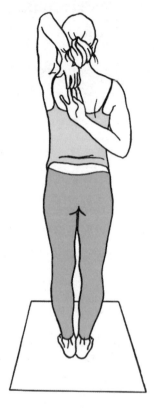

3. 牛面式

从山式开始，练习者站在瑜伽垫上，准备练习
站立牛面式（图3）。将右臂向右侧伸展，与肩同高。
收紧右臂的后侧，使右肩关节的后侧形成支撑力。

在背后弯曲右手肘，将右手向上移动到两肩胛
骨之间，指尖朝上。必要时，可以用左手去协助右
手肘，使之沿着背部再往上移动一些。同时注意防
止右肩向前旋出，要让右肩后旋，并且延展右侧锁
骨。左臂沿着左侧耳朵向上伸展，然后在肩窝处内旋。弯曲左肘，左手落下抓住
右手。双手十指相扣。将左肘向内移，靠近头部。下压左侧肩胛骨，使之贴入背
部。为了进一步帮助胸部进行上提与扩展，让上背部肌肉下旋，使之紧贴在背部
的肋骨上，将胸椎的中心向前移，感受胸部（尤其是乳头）皮肤的伸展。均匀地
呼吸，松开相握的双手，然后换另一侧进行练习。退出体式时，双臂下落，放置
于身体两侧。

使用瑜伽带的牛面式

练习牛面式时，如果你的双手无法相互碰触，可以用上方的手先握住瑜伽

带，然后下方的手抓住瑜伽带的另一端。保持几次呼吸，然后可以尝试缓慢地让双手一点点地彼此靠近。退出体式时，轻轻地松开瑜伽带，双臂下落，回到山式。换另一侧完成相同的动作。

4. 反祈祷式（paschima namaskarasana）

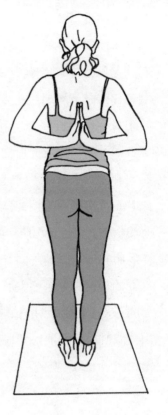

纠正驼背 ▪ 强健乳房组织

使颈、肩、肘、腕部变得灵活

减少疤痕组织 ▪ 促进淋巴液在乳房和腋窝周围流动

【注意事项】如果练习者因压力大而导致头痛或腹泻，则不要练习反祈祷式；同时请遵循山式中提及的注意事项。

【辅具】瑜伽垫

4. 反祈祷式

练习者以山式（图1）站在瑜伽垫上，准备练习反祈祷式（图4）。双臂向身体的两侧伸展，绕到身体后侧，双掌掌心相对，指尖朝下。然后将双手向内、向上翻转，并且双掌相互施压形成祈祷的姿势。尽量让双手缓慢向上滑动。滑动时要注意双手食指根部和拇指根部始终紧紧贴合。双肩向后绕、向下沉，使两侧锁骨充分展开。上提并打开胸部，去感受乳头周围的乳房组织的拉伸与扩展。退出体式时，松开双臂，使双手下落，回到山式。

▎互抱双肘的反祈祷式

如果你尚未准备好以掌心相合的方式来完成反祈祷式，则可以尝试练习互

抱双肘的反祈祷式（图4A），这有助于缓解肩关节
的严重僵硬（也就是俗称的"冻肩"）。在背后弯曲
右臂，上提右侧肋骨，绕右肩向后，并使右肩胛骨
沿着背部向下滑动。在背后弯曲左臂，用左手抓握
右手肘，右手抓握左手肘，如果你无法触及肘部，
那就尽可能抓住靠近肘部的前臂。绕左肩向后，使
左肩胛骨向下滑动，同时上提左侧肋骨。仔细体会
此时上背部肌肉的拉伸，尝试在日常生活中保持此
时的状态。将上背部肌肉向下拉伸，使之远离颈部，
然后将它们稳固地压向背部的肋骨。这一动作从背
部开始支撑并上提了胸部，这是你要学会的非常重
要的一点（特别是对于患有乳腺疾病的人来说）。退
出体式时，缓慢地松开抓握肘部的双手，让手臂下
落，回到山式。换另一侧练习相同的动作。

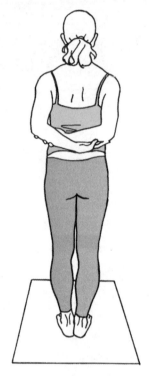

4A. 互抱双肘的反祈祷式

5. 站立前屈式（Uttanasana）

促进乳房区域血液的流动 ▪ *缓解背痛以及脊柱、颈部和肩部的僵硬*

【注意事项】应遵循山式中提及的注意事项。如果练习者患有视网膜脱落或
青光眼，那么就要避免练习这一体式。如果练习者下背部或腿部受伤，练习前请
咨询保健医生。如果练习者有背部疼痛的情况，请不要以低头向下的动作进入最
终姿势，只要练习抬头向上的体式即可。如果练习者患有低血压，则一定要缓慢
地退出体式。

新妈妈们请注意：这里提及的4个体式，请等到分娩7个月后再开始练习。
为了避免挤压腹部，不要在怀孕期间练习第二阶段的姿势。在妊娠的第一阶段

（前3个月），只练习第一阶段
的姿势，而且练习时将双手分
别放在双脚两侧的瑜伽砖上。
在妊娠的第二阶段和第三阶段
（第4~9个月），可以练习有支
撑的站立前屈式。

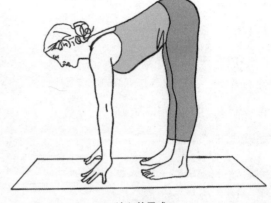

5. 站立前屈式

【辅具】瑜伽垫·瑜伽砖

　　以山式（图1）作为练习站立前屈式的开始。双脚分开，与肩同宽。进入双臂上举的山式（图1A）

▌第一阶段：背部凹陷的站立前屈式

　　转动双掌朝前。以大腿的顶端为轴，上身向前、向下转动。双手指尖落于双脚前方的地面上，脊柱向内凹陷，抬头向上看（图5）。让坐骨充分展开。上提髋骨，双腿完全伸直。从肚脐到胸骨，再从胸骨到下巴，充分地伸展身体的前侧。

　　如果你是通过强迫脊柱下
落或背部过度拱起的方式才能
使手指触地的话，请不要进入
第二阶段。可以改为双手放在
瑜伽砖上（图5A）或练习有支
撑的站立前屈式（图6）。随着
腿筋的拉长，脊柱可以更自由
地借由支撑物的反作用力和双
腿的阻力扭动起来，练习此体
式也会变得更容易些。

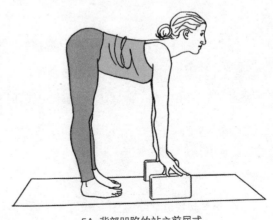

5A. 背部凹陷的站立前屈式

▍第二阶段：低头向下的站立前屈式

现在让躯干垂落，将头部下沉，落向地面。双手向后滑动，移向身体的两侧，并使双肩上提，远离地面（图 5B）。观察一下，这个动作是如何展开锁骨并且打开胸部、肺部和乳房的空间的。

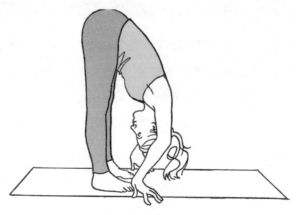

5B. 低头向下的站立前屈式

无论是从第一阶段还是第二阶段退出体式，退出时都应先将双手放于腰两侧。深吸气，抬起头部，并上提髋骨，再次拉长肋骨两侧，回到站立体势。

6. 有支撑的站立前屈式（ardha uttanasana）

促进腋窝和乳房组织的血液循环 ▪ 缓解经期乳房沉重感
减轻乳房压痛 ▪ 减少腹部、上背部和肩部的僵硬感

【注意事项】肩部受伤或肩部疼痛的练习者应该避免练习会引起疼痛的动作，比如挤压或迫使肩部下沉，同时也要遵循山式中提及的注意事项。

新妈妈们请注意：请等待分娩 4 个月后再开始练习有支撑的站立前屈式。

【辅具】瑜伽垫·镜子·柜子或桌子

在练习此体式之前，有一点需要说明一下：女性通常会有一个"提携角"，即肘部在一定程度上不能完全伸直。在某些体式（包括此体式）中，手臂上的

"提携角"减少了肌肉的
参与度，也降低了手臂
与腋窝、乳房的有力连
接。为了查看你手臂上
是否有"提携角"，你可
以站在镜子前，将双臂
夹紧并放于体侧，掌心
朝前。如果你的手臂直
直地垂落，那么你就没

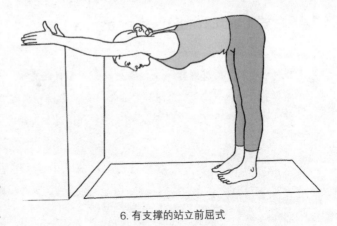

6. 有支撑的站立前屈式

有"提携角"；如果你的手臂从手腕处开始以手肘为支点向两侧斜出的话，那么
你就有"提携角"。在这一体式中，我们将对此进行调整。

　　练习有支撑的站立前屈式（图6）时，将瑜伽垫的短边一侧放在靠近柜子或
桌子的地方。以山式（图1）站在瑜伽垫上，面朝柜子或桌子。双脚分开，与髋同
宽。做双臂上举的山式（图1A），呼气，保持双手掌心相对，身体从髋部向前折
叠。将双手手腕的外侧放在桌面上。使双臂和躯干平行于地面，双腿垂直于地面。
必要时，可以退后几步直至身体形成一个直角。让耻骨后旋并处于两大腿之间，
将手臂和躯干向前延展。完全伸直手臂，先将三头肌和二头肌内收到上臂骨骼中，
然后推向三角肌，接着再推向肩胛骨，充分延伸从肩部到指尖的区域。此时，我
们在肩关节周围创造了空间，可以仔细去体会乳房和腋窝的微妙变化。

　　如果手臂上有"提携角"，那么练习时可以朝桌面紧紧地按压腕骨外的手掌这
一侧（非手肘那一侧），并且稍稍抬起手肘，使双肘不会垂落于手腕和肩部下方。

　　收紧髋骨，将大腿肌肉向骨盆的方向上提。保持双脚足弓的活跃：上提脚
踝内侧，均匀地下压双脚的外侧边缘。注意不要让腹部松弛，保持腹部沿着脊柱
均匀地纵向延展。以上的调整会使髋骨、肩部和手腕达到完美的正位。退出体式
时，向前迈步，进入山式站立。

7. 下犬式（adho mukha svanasana）

缓解经前乳房的沉重感 ▪ 减轻乳房的压痛 ▪ 释放肩部、上背部和腹部的紧张感
帮助乳房和腋窝区域疤痕组织的愈合 ▪ 刺激乳房和腋窝周围淋巴结
恢复体力和精力 ▪ 减少情绪波动 ▪ 预防健忘症和抑郁症

【注意事项】如果练习者患有腹泻，或者正处于哺乳期且乳房充盈，又或者在过去6个月内有分娩经历，请避免练习这一体式。如果练习者正接受化疗或放疗，请暂缓练习下犬式。如果练习者正处于怀孕期间，请在练习下犬式时将双手和头部放在瑜伽砖上，为了缓解肩部僵硬，可以在练习此体式时将双手放在瑜伽砖上或瑜伽椅上。如果练习者处于怀孕的最后几个星期、乳腺癌手术之后开始进行活化上身的运动阶段或者患有肥胖症，也可以在练习下犬式时将双手放在瑜伽椅上。如果练习者患有某种手腕疾病，练习前请咨询保健医生。

【辅具】瑜伽垫 · 瑜伽砖 · 墙壁 · 瑜伽椅

　　正如有支撑的站立前屈式（图6）中提到的，大多数女性都会有"提携角"。这会减少肌肉的参与度，也会减弱手臂与肩部、腋窝和乳房之间的连接力。关于如何查看你是否有"提携角"，前面内容已有介绍，此处不再赘述。

　　开始练习下犬式（图7）时，双膝跪在瑜伽垫上。将双手放在地面上（肩下略靠前方）。张开手掌，从手指开始充分伸展双手。让脚趾压向地面。呼气时，双膝离地。身体向上、向后移动。将身体的重量从双手和肩部转

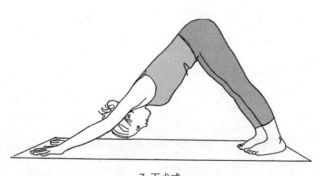

7. 下犬式

移到双腿和骨盆区域。让整个躯干都向后伸展，直到腋窝的中心充分地展开。收紧双膝，让坐骨向后、向上伸展，上抬双脚脚跟，保持坐骨的高度不变，然后缓慢地将脚跟落向地面。

为了在胸腔的内部、腋窝和乳房的周围制造更多的空间，我们可以活动双臂，内压双肘，使之靠近彼此。充分伸直肘部，拉长上臂内侧的肌肉，使之靠向肩胛骨，并且使肩胛骨远离颈部。通过伸展髋部两侧来进一步让躯干向后延展。与此同时，保持身体的左右两侧、乳房的两侧均匀地拉伸。退出体式时，将双膝落于地面，并以婴儿式（图22）放松休息。

▌头和手有支撑的下犬式

这个体式可以用于缓解精神疲惫（往往是生理疲劳导致的）。练习时，可以用辅具支撑头部，也可以用辅具支撑双手，这样可以更好地使躯干向后延展，远离墙壁，并且使僵硬的肩部也得到释放。这一变式（图7A）对怀孕期间的女性非常有帮助，但是这需要在辅具的支持下安全练习。怀孕期间，孕妇的力量和忍耐力都减弱了，身体容易出现水肿，而且行动多有不便。

将瑜伽垫的短边靠在墙上，将两块瑜伽砖靠墙放置，两砖之间的距离与肩同宽。将另一块瑜伽砖放在瑜伽垫中间、靠头的这一侧。跪在瑜伽砖的后方。双手指尖朝外放在瑜伽砖上，拇指和其他手指分开，并且接触墙面。脚趾卷曲，并压向地面，呼气时将双膝抬离地面，让躯干向后延展。向后拉伸整个躯干，直至你感觉到双臂完全伸展。拉长两侧的肋骨，伸展乳房区域，身体的重心由身体的前方转移到后方。接下来，在不弯曲手臂的情况下，将头部发际线的位置放在瑜伽砖上。如果头部无法碰

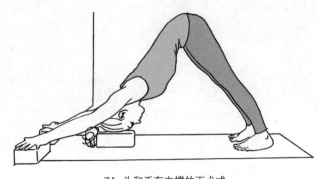

7A. 头和手有支撑的下犬式

触瑜伽砖，那就增加瑜伽砖的高度，或者将瑜伽砖竖立放置，又或者将 1 条折叠的毯子放在瑜伽砖上。

收紧双腿的髌骨，使双脚脚跟抬离地面，并使坐骨上提。将大腿和小腿胫骨向后推，然后使脚跟沉向地面。通过调整髌骨两侧，进一步让身体向后延展，与此同时，保持躯干的左右两侧以及乳房的两侧均匀地拉伸。退出体式时，将双膝落于地面，以婴儿式放松身体。

用瑜伽砖支撑双手的下犬式

如果肩部非常僵硬，可以将双手放在瑜伽砖上（图7B）。以瑜伽垫的短边靠墙。将两块瑜伽砖长边的那一侧靠墙，两砖之间的距离与肩同宽。跪在瑜伽砖的后方。向外翻转双手，然后把双手放在瑜伽砖上，让拇指与其他手指分开并且接触墙面。

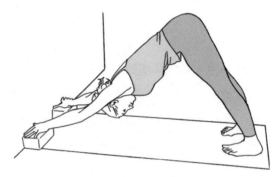

7B. 用瑜伽砖支撑双手的下犬式

脚趾卷曲并压向地面。呼气时，将双膝抬离地面，让躯干向后延展。向后拉伸整个躯干，直至你感觉双臂完全伸展，两侧的肋骨被拉长，乳房区域得到伸展，并且身体的重心由前方转移到后方。然后收紧双腿髌骨并且上抬坐骨，向后推大腿和小腿胫骨，让脚后跟沉向地面。

双手放在瑜伽椅上的下犬式

对于肩部僵硬的人来说，直接练习下犬式是有困难的。开始时，练习者需要活动肩关节并且增强手臂力量，可

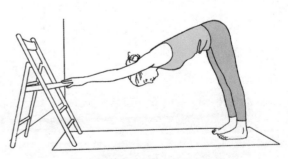

7C. 双手放在瑜伽椅上的下犬式

以将双手放在瑜伽椅上来练习（图 7C）。把瑜伽椅靠在墙上，让瑜伽垫的短边靠近墙壁，距墙约 30 厘米。将瑜伽椅的前腿压在瑜伽垫上。双手朝外，手指伸展并抓握椅面的两侧，双腿退向瑜伽垫的后侧。调整双肩与手腕、髋部两侧并使它们保持在一条直线上。保持双臂与腿部坚实有力，将躯干向后延展，远离瑜伽椅，直至你感觉到胸部、腋窝、肩部充分伸展。退出体式时，迈步向前，进入山式站立。

▍用瑜伽砖修正手臂上的"提携角"

练习这一下犬式的变式（图 7D）时，先以基本下犬式的练习方式开始：跪在瑜伽垫上，双手放在地面上（肩下略前方）。卷曲脚趾并压向地面，身体向上、向后延展，进入下犬式。如果此时双手手肘向地面垂落的话，说明手臂上有"提携角"（为了更清晰地看到这一现象，可以让别人帮你拍一张侧面照片）。针对这一情况，练习者在练习时可以在每一侧的前臂下方都摆上一块水平放置的瑜伽砖。

使用瑜伽砖可以支撑手肘并防止肘部的塌陷。在此体式上保持时，可以尝试着将手肘上"抬"，离开瑜伽砖。拉长上臂肌肉，使之朝肩关节的方向移动，然后继续上移至腋窝、侧腰以及髋关节外侧。

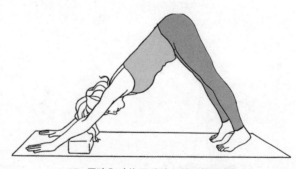

7D. 用瑜伽砖修正手臂上的"提携角"

8. 三角伸展式（utthita traikonasana）

加强乳房周围的血液循环 ▪ 促进胸部发育 ▪ 缓解肩部僵硬的状况

纠正上背部驼背现象 ▪ 改善生殖器官和消化器官的功能 ▪ 增强力量以及提高耐力

【注意事项】处于月经期、经后几日或者在乳腺癌的化疗或放疗期间的练习者，请避免练习此体式。心脏病患者或者刚做完手术的乳腺癌患者请利用墙和瑜伽砖来练习此体式，并且练习时将手臂放在腰上。怀孕的练习者可以利用墙和瑜伽砖米练习此体式。

新妈妈们请注意：此体式要等到产后第 4 个月再开始练习，练习过程中可以将背部靠墙。

【辅具】瑜伽垫·墙壁·瑜伽砖

练习三角伸展式（图 8）时，以山式（图 1）站在瑜伽垫上。跳开（或迈开），使双脚相距 120~125 厘米。双手分别向两侧伸展，与肩齐平，掌心朝下。不要让双脚朝外转，否则骨盆和脊柱会发生偏移。让双脚的外缘平行于瑜伽垫的边缘。双腿伸直，收紧并上提双腿髌骨，同时下压双脚脚跟。

从胸骨的中央开始朝指尖方向伸展，直至你感觉有一条水平方向的伸展力量线横穿两侧乳头。请记住，双手是直接与胸部区域的能量相连的。手掌的展开可以使手臂进一步伸展，也可以促使乳房组织得到进一步的活化。让双肩向后绕并下沉。肩胛骨朝着远离颈部的方向滑动，将两侧肩胛骨向内收，使之贴近背部。当你从胸部中央开始伸展双臂直达指尖时，三头肌重新与三角肌连接，肩胛骨与胸椎的中央连接，去感受这些动作给上身带来的稳定感与支撑力。

从大腿根处将右腿向外

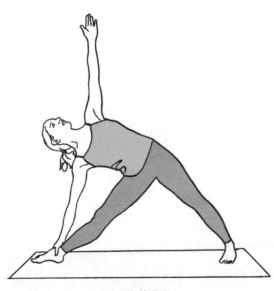

8.三角伸展式

转动 90°，以左脚脚跟为支点提起左脚的前掌，稍稍使左脚内转。让右脚脚跟与左脚足弓成一条直线。在转动双脚时，应注意不要干扰、改变腹部的位置。从髋窝处将两条大腿的上端向外旋转，同时下压双脚，伸直双腿，保持胸部和腹部朝前。完全伸展双臂，包括指尖，从而使两侧肋骨上提，并打开胸腔。

将躯干向右侧伸展，右手放在右腿胫骨（小腿骨）上，左手扶腰，转动左肩向后，眼睛朝前看。如果需要更多的空间来伸展脊柱，可以将后脚向后，使之远离前脚，直到整个脊柱得到放松。从脚踝直至脚趾，充分伸展右脚。将左脚脚趾向后拉伸到踝骨处。将尾骨收进身体，从而使耻骨区域上提。收紧右腿胫骨，将右肘内侧翻转向外。保持躯干右侧的伸展，确保右侧的胸部区域不会塌陷，将右侧肩胛骨深深地压向胸部前侧，用身体后侧来支撑右侧乳房。左臂向上延伸，从胸骨开始向外伸展双臂，使伸展的力量线贯穿乳房组织直达双手的指尖。眼睛朝上看，注视左手大拇指的指甲。放松喉咙，保持呼吸。

换另一侧完成此体式时，可以保持双臂的上提。这是一件苦差事，但可以增强上身的力量、拓展胸部和提高耐力。下压后脚（左脚），吸气时起身。双脚趾尖转向前方，然后转向另一侧，重复此体式。退出体式时，以跳跃（或迈步）的方式回到山式。

▌ 使用瑜伽砖并靠墙的三角伸展式

孕妇（特别是怀孕初期的女性）、乳腺癌手术后需要恢复体力的女性、哺乳期女性以及更年期女性，都可以从练习使用瑜伽砖并靠墙的三角伸展式（图 8A）中受益。出现疲劳的时候，墙壁将为身体提供支撑，墙

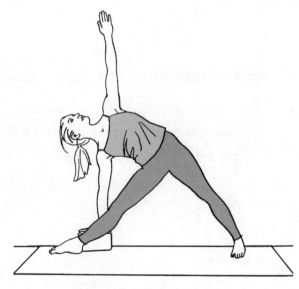

8A. 使用瑜伽砖并靠墙的三角伸展式

壁还可以提供感觉反馈并帮助身体正位。这个体式还可以帮助那些乳房有压痛感或紧绷感的练习者，使之得到缓解。从背部去"感觉"体式，而不是过多地工作于身体的前侧。对所有练习者来说，重要的一点是不要让两侧乳房彼此向内挤压，并且练习的方式要考虑到淋巴结的"工作"。

练习者背部靠墙，站在瑜伽垫上。向右侧伸展身体进入体式。通过调整身体后侧，使胸腔以及乳房区域在水平方向打开。收紧左背部的肋骨，使之收进脊柱，然后转动左侧肋骨和左肩，使它们向后贴靠墙壁。

怎么检验你背部哪些地方贴靠墙壁，哪些地方没有贴靠墙壁呢？让左后背的肋骨形成一个与墙面贴合的平面；让右后侧的肋骨远离墙面，使之收向右前胸。从骨盆到肩部，将整个躯干向左转动。

▌ 手扶腰的三角伸展式

手术后的乳腺癌患者、患有心脏病的练习者，在练习此体式时不仅可以背靠墙、使用瑜伽砖，还可以将上方的手放在腰部。如上所述，背靠墙壁，站在瑜伽垫上，向右侧伸展身体进入体式。右手落于瑜伽砖上，左手放在左侧腰部。旋转左侧肩部、手肘、腰和髋部，使之靠向墙壁，目光看向前方。

9. 三角侧伸展式（utthita parsvakonasana）

强健乳房和腋窝组织 ▪ *促进乳房和腋窝周围的淋巴流动*
有助于肋腔和胸部的扩张 ▪ *改善消化器官和生殖器官的功能*
拉伸脊柱 ▪ *提升全身的力量、耐力和持久力* ▪ *改善肝脏的功能*

【注意事项】如果练习者患有高血压，正处于月经期、经后几日，或者正在进行乳腺癌的化疗或放疗，请不要练习这一体式。如果是刚做过乳腺癌手术或者有心脏问题的练习者，在练习此体式时应该背部靠墙，并且以手扶腰的方式来练习。若在怀孕期间练习此体式，请将背部靠墙并将 1 块瑜伽砖放在脚的前方。

新妈妈们请注意：这里提及的体式，请等到分娩4个月后再开始练习。

【辅具】瑜伽垫·瑜伽砖·墙壁

练习三角侧伸展式（图9）时，以山式（图1）站在瑜伽垫上。双脚跳开（或迈开），两脚相距120~125厘米。双臂分别向两侧伸展，与肩齐平。像三角伸展式（图8）那样，从胸骨中央向外延展双臂直至指尖。左脚内转，整条右腿向外转90°，使右脚脚跟与左脚足弓成一条直线。

呼气时，弯曲右膝，使大腿与小腿垂直。确保弯曲的右膝不超过右脚脚踝。如果右膝弯曲过度，则需要将双脚的距离再拉开一些，将左脚向远处滑动并再次弯曲右膝。再次呼气时，沿右大腿的方向延展躯干，将右手放在右脚脚踝的内侧，指尖着地。左手扶在左侧腰部。

使右侧肩胛骨深深地收入背部，右侧腰部前移。旋转左肩向后。将右膝向后推，并与髋部右侧和右脚脚踝的外侧保持在一条直线上。右大臂抵靠在右大腿的内侧。借助这个杠杆的力量，将右臀向下旋并使左大腿向后推，让左侧的躯干向上、向后旋转。从左大腿根到左脚的外侧，充分地伸展左腿。左臂朝天花板的方向伸展。

保持右膝前侧和躯干的位置固定不动，将右手移到右脚的外侧。右膝压向右臂以便增加脊柱的扭转幅度。以肩关节为轴旋转左臂，使左臂向左耳朵处伸展，

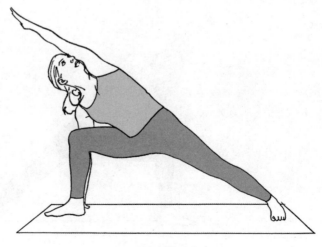

9. 三角侧伸展式

掌心朝下。充分感受从左脚外侧、左腿外侧、腰的左侧、肋骨的左侧、左侧乳房到腋窝的伸展。目光朝上，看向天花板。

　　退出体式时，左脚下压，吸气时，起身站立，双臂放在身体的外侧。转动脚趾朝前，换身体的另一侧重复相同的动作。完成另一侧的动作后，转动双脚朝前，回到山式站立。

▌使用瑜伽砖并靠墙的三角侧伸展式

　　练习此三角侧伸展式的变式（图9A）时，在地面上放一张瑜伽垫，瑜伽垫的长边靠墙。把瑜伽砖放在瑜伽垫靠墙的一端。练习此体式时让瑜伽砖处于右脚脚踝的外侧。背靠墙站立。双脚迈开（不要跳开）120~125厘米的距离，弯曲右膝，使其形成一个直角，背部不能离开墙面。

　　沿着右大腿延伸躯干的两侧，将右手掌或指尖放在瑜伽砖上。转动胸部，使之朝向天花板，确保胸部敞开、呼吸自如。将右侧臀部内收，使之与右膝外侧齐平。可以选择左手扶腰（按照乳腺癌手术的疗程，这是一个过渡阶段，是身体逐步恢复体力和活动能力的阶段；如果你有心脏的问题，也同样适用），或者将左手伸过左耳外侧，目光看向前方。

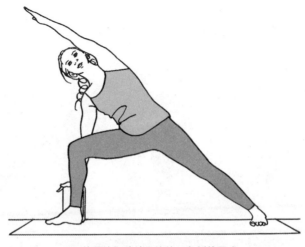

9A. 使用瑜伽砖并靠墙的三角侧伸展式

10. 半月式（ardha chandrasana）

活化双肩 ▪ 促进乳房区域的血液循环 ▪ 消除乳房区域的不适感和沉重感
使乳房变得更紧实 ▪ 缓解焦虑与抑郁 ▪ 消除疲劳 ▪ 缓解恶心、反胃的症状
促进呼吸系统功能 ▪ 增强平衡感、稳定性与协调性

【注意事项】如果练习者患有静脉曲张，或正处于月经期、正在进行乳腺癌的化疗或放疗，请不要练习此体式。如果练习者曾做过乳腺癌手术、患有高血压或心脏病，请在练习此体式时背靠墙并用手扶腰部。在整个妊娠期间，练习者都应靠墙练习此体式，并且使用 1 块瑜伽砖作为辅具。

新妈妈们请注意：应该等到分娩 4 个月后再开始练习此体式，且应该背靠墙来练习。

【辅具】瑜伽垫·墙壁·瑜伽砖·桌子

练习半月式（图 10）时，练习者站在瑜伽垫上，先做右侧的三角伸展式（图 8）。左手扶腰，弯曲右膝，将右手掌或指尖落于瑜伽砖或地面上，右手离右脚的小脚趾约 30 厘米的距离，并与小脚趾成一直线。呼气的同时，伸直右腿并抬起左腿，使之平行于地面。

左脚脚趾朝前。保持骨盆的平衡，并且使之处于右脚的正上方，以便右腿垂直于地面。让臀部肌肉保持活跃，将骶骨和尾骨向前推。

上抬左侧髋骨，使之远离地面。旋转骨盆，使之朝向前

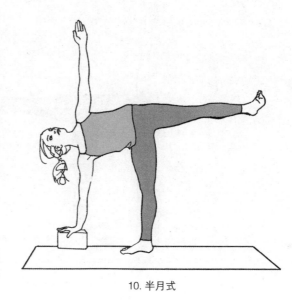

10. 半月式

方。下压右腿，收紧右臀，使之向下旋转，同时右侧腹股沟前移。调整右侧髋骨，使之处于左侧髋骨正下方。为了能从后方给予右侧乳房以支撑，将右侧肩胛骨稳固地向内收至后侧肋腔。左肩向后旋转，伸展胸部，使之远离骨盆，让躯干朝着天花板的方向转动。再次向下伸展右臂，将右肘的内侧以及上方手臂向外旋转，从而使上背部参与其中。左臂朝天花板的方向伸展，并且远离右臂。在能够保持身体平衡的前提下，可以缓慢地转头看左手。否则，继续保持眼睛看向前方。

　　换另一侧完成半月式，弯曲右膝，放下左腿。伸直右腿，先恢复到三角伸展式。转动两脚，使之朝前。查看一下双脚是否在同一直线上，并调整双脚间的距离。如果使用了瑜伽砖，可以将瑜伽砖放置于瑜伽垫的另一侧，再换左侧重复相同的体式。退出体式时，呼气，跳（或走）回来，双脚并拢。

▌使用瑜伽砖和桌子并靠墙的半月式

　　如果是在怀孕期间、外科治疗（所有的外科治疗）的康复期，练习此体式时需要用墙壁来作为支撑。墙壁会帮助身体正位，将它作为参照物，为身体后侧提供

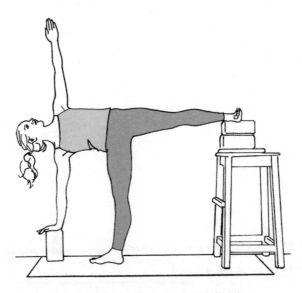

10A. 使用瑜伽砖和桌子并靠墙的半月式

参照。头部、骨盆和上抬的脚都应该碰触墙面。胸部完全敞开，这种姿态对乳房健康大有帮助。将瑜伽砖放置在瑜伽垫的一端，距离站立那条腿前方约 30 厘米。先做右侧的三角伸展式。左手放在腰部，弯曲右膝，右手掌心落在瑜伽砖上。向上抬左腿进入半月式，翻转躯干向上，使背部靠向墙面。抬起左臂。如果是处于怀孕期间或感觉疲劳时，可以将上抬的腿放在桌子（或凳子）上，桌子（或凳子）的高度应与站立的那条腿一致（图 10A）。

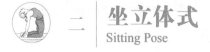

二 | 坐立体式
Sitting Pose

1. 手杖式（dandasana）

培养脊柱直立、胸部上提的坐姿 ▪ 促进血液和淋巴液在胸腔区域的自由流动
改善肾功能 ▪ 强健腹部器官 ▪ 伸展并激活腿部肌肉

【注意事项】处于化疗或放疗期间的练习者，不应练习任何坐立体式，因为当胸部垂落时，乳房区域的循环往往会停滞。在坐立体式或站立体式中，要特别关注乳房正下方第一条肋骨和第二条肋骨，不要让它们受挤压或向内凹陷。

新妈妈们请注意：应该等分娩 4 个月后再开始练习此体式。

【辅具】瑜伽垫·毯子

在本书中，手杖式（图11）是为其他坐立体式奠定基础的。开始时，练习者坐在瑜伽垫上，双腿向外伸展，脚趾指向天花板。

让身体的重量均匀地分布在两侧坐骨上。将两条大

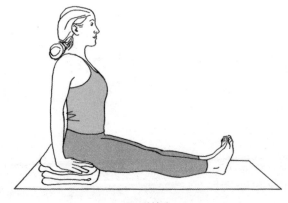

11. 手杖式

腿内侧内旋，用双手将臀部的肌肉向两侧拉开。充分伸展并挺直从大腿根一直到双脚脚掌的这一区域。双手抓住小腿肌肉，使之向双脚方向伸展，将膝关节后侧区域压向地面，然后延展至脚后跟。

两手指尖分别置于臀部两侧并压向地面，借助双臂形成的支撑力，上提腹部、脊柱和胸腔。确保乳房下方第一条肋骨和第二条肋骨保持上提并且彼此远离。上提两侧乳房，远离这两条肋骨。双肩向后绕并向下沉，将肩胛骨下方"末端"向前推进胸腔。再次提升前侧肋骨。观察一下，那两条肋骨间的空间被打开时，肋间肌的变化。退出手杖式后可以继续练习其他坐立体式，也可以转身向一侧，站立起来。

▎使用毯子的手杖式

对于那些腿筋较短或较紧的练习者来说，在练习中你们可能会发现，如果没有辅具的帮助，就很难在此体式中挺直坐立。为了使脊柱的下端向上提，下背部需要给予向内、向上的推动力。练习者要有意识地去上提躯干、点燃脊柱之火。将1条或1条以上折叠好的毯子放在瑜伽垫上。坐在毯子上，这样练习手杖式，臀部的位置会比双脚略高一些。接下来用双臂来帮助身体进一步上提，手掌分别放在臀部两侧并且充分下压，使背部肋骨向内凹并推向胸腔，向上伸展脊柱上端、两侧肋骨以及胸骨。

2. 英雄式（virasana）

给予胸部、肺部和心脏以支撑 ■ 帮助疲惫、疼痛或肿胀的双腿恢复活力
强健脊柱，给予乳房以支撑

【注意事项】如果练习者脚踝或膝关节受伤，或者正处于膝关节手术后的康复期，请避免练习这一体式。在练习时，千万不要让膝关节承受压力。如果在此体式中感觉膝关节有疼痛感，那就需要退出此体式，尝试英雄式的变式。如果仍然无法缓解疼痛，那就暂时不要练习这一系列体式。

新妈妈们请注意：应该等分娩 4 个月后再练习此体式。

【辅具】瑜伽垫·瑜伽砖·毯子

本书所讲的英雄式（图 12）不是以单独一个体式来完成的，而是结合了十指相交式、反祈祷式和牛面式等不同的手臂姿势进行的。和这些手臂姿势结合在一起练习时，英雄式不仅可以缓解肩部、颈部、上背部的僵硬紧张，还可以强健乳房组织。

对所有体式（特别是英雄式）最为重要的一点提示是，千万不要勉强而为之。

练习者练习时跪坐在瑜伽垫上，两脚分开约 45 厘米的距离，趾尖正对后方，双脚顶端的中线与小腿胫骨的中心在一条直线上。在保持英雄式之前，先打开膝关节后侧的空间，用双手将小腿肌肉向外翻、向后拉，并使之远离膝关节后侧，这样坐立时，才能使得每一侧小腿肚的内侧与同侧大腿的外侧相接触。

坐在双脚之间或坐在双脚之间的瑜伽砖上，确保双脚的内侧边缘碰触臀部两侧。

用双手大拇指将脚跟内侧向后拉，使之远离内侧脚踝。两侧坐骨都应该与地面接触。大腿顶端下沉，将双脚的外缘和脚踝的中心压向地面，与此同时使双脚脚踝的前侧和双脚的顶端伸展与拉长。双手成杯状，指尖着地，置于体侧。双肩向后绕、向下旋，将胸椎（而非腰椎）向前推，感觉它似乎要触碰胸骨。放松肩部顶端周围的肌肤，使之向

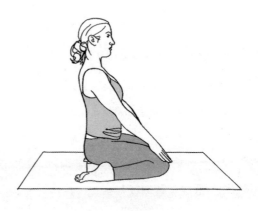

12. 英雄式

下沉落，远离双耳。上提腰部两侧、肋腔和胸骨。使肚脐周边向后靠，从脊柱开始到腰两侧拓宽腰椎。

退出体式时，双腿挪向一侧，然后向前方伸展。以手杖式（图11）坐立，双手交叉，逐一抓握每侧大腿的后方，让大腿后侧向外伸展。

使用瑜伽砖或毯子的英雄式

如果坐骨不能着地（或坐骨着地有困难）或感到膝关节有压力，可以坐在瑜伽砖上或坐在1条（或几条）折叠好的毯子上，也可以在大腿的后侧与膝关节之间放置1条折叠好的毯子（图12A）。

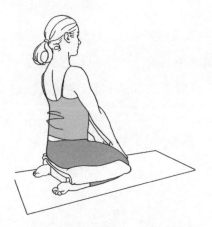

12A. 使用瑜伽砖或毯子的英雄式

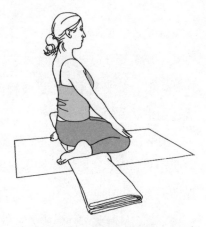

12B. 在脚踝下方使用毯子的英雄式

如果不是因为膝关节而是脚踝的原因导致身体的不适，则可以通过在脚踝的顶端和瑜伽垫之间制造空间的方式来缓解双脚前端的压力、减轻两侧踝关节上的承重。在每侧脚踝下方各放上1条折叠成长条状的毯子。这样一来，双脚脚趾将在毯子后方垂落。另一种方法是，跪坐于2~3条折叠好的毯子上，并让双脚的前端以及脚趾垂落于毯子边缘之外（图12B）。

3. 简易坐（swastikasana）

有助于胸部的舒展 ▪ 稳定头脑 ▪ 加强下背部和腹部核心肌肉的力量
提高髋部和腿部的灵活性 ▪ 缓解恶心症状

【注意事项】如果膝关节受过伤或最近刚做完膝关节手术，练习时要小心，防止进一步拉伤。

新妈妈们请注意：要等到分娩7~12周后再练习此体式。

【辅具】瑜伽垫·毯子·瑜伽椅·抱枕·瑜伽砖

本书中，简易坐（图13）不是以一个单独体式来完成的，而是结合十指相交式、反祈祷式以及牛面式等不同的手臂姿势来练习的。与这些体式结合在一起练习时，简易坐不仅可以缓解肩部、颈部、上背部的僵硬状况，还可以强健乳房组织。

开始练习简易坐时，以手杖式（图11）坐在两条折叠好的毯子上。以小腿胫骨的中心为支点盘腿而坐，使双脚靠在膝关节的下方。脚心向上翻转，让膝关节向两侧下沉。从髋关节处内旋大腿骨的顶端，使两侧臀骨彼此稍稍远离。这一动作能帮助练习者更精准地定位坐骨，并使坐骨稳定地压向地面。

双手成杯状（指尖着地），并用力压向身体两侧的地面。将身体重心转移至坐骨的正中央，仔细确认坐骨的正中央位置，确认自己是坐在了坐骨的后方还是前方。

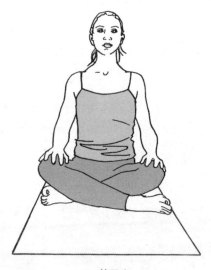

13. 简易坐

以此方式来使骨盆居中，也许你需要向前或者向后移动一点。让臀部外侧肌肉放松并朝着地面的方向下旋。由于女性不如男性那样肌肉发达且力量充沛，她们需要稍微做出努力。练习者需要让心脏的中心位于双乳之间（这与手部动作息息相关），并且使其保持敞开与上提的状态。练习瑜伽的目的是使身体强壮，同时提高敏锐度和觉知力。

练习时应注意，不要将腰椎向前推，要确保双肩向后绕和向下沉，上提胸骨和两侧的肋骨。如果腰椎向前凸出了，那就将肚脐的两侧后移。从双乳的正中央处将肌肤向外扩展，从胸骨中心向两侧扩展。向上延展身体，一直到颈部的两侧，调整头的位置，让头顶正好处于双肩关节的中心点，同时也是骨盆底部的中心点。保持脊柱的稳定以及长度不变，在身体不缩短的同时，轻轻地将双手从地面上抬起，放在大腿上。

换另一侧练习时，将双腿依次从盘腿的姿势中松开，让双腿在身体的前方伸直，回到手杖式。变换盘腿的方式，换另一侧重复相同的体式。退出体式时，依次放松双腿，回到手杖式。

▌使用毯子的简易坐

如果练习时双膝和大腿高于髋骨，那就坐高一些（坐在毯子上），使双腿远离躯干，从而得到放松。这将有助于脊柱上提，让僵硬的大腿内侧肌肉得以拉伸，并使髋关节处的压力得到释放。如果双膝需要进一步的支撑，可以将 1 条纵向折叠的毯子包裹在脚踝前方并收进膝关节的下方。

▌使用瑜伽椅的简易坐

这一变式可以帮助怀孕的女性或者正接受化疗或放疗的练习者，因为它可以有效缓解恶心症状。

将 1 把瑜伽椅靠墙摆放，并将 1 张瑜伽垫挨着瑜伽椅的前方放置。将 2 条折叠好的毯子放在瑜伽垫上、紧挨着椅腿的位置。在椅面上横放 3 个层层叠置的抱枕，以便身体可以倚靠在上面。首先，以基本的简易坐姿势坐在毯子上，身体向后倚靠瑜伽椅。在颈部后方放置 1 条卷成圆筒状的毯子。双手分别放在髋骨两旁的瑜伽砖上，然后身体向上伸展、后弯并倚靠在支撑物上（图 13A）。

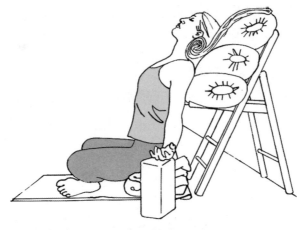

13A. 使用瑜伽椅的简易坐

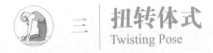

三 | 扭转体式
Twisting Pose

1. 瑜伽椅上的扭转体式（巴拉瓦伽式）（bharadvajasana）

释放下背部的压力 ▪ 使双肩变得灵活 ▪ 强健脊柱周围的肌肉
舒展胸部 ▪ 改善肝脏功能

【注意事项】如果练习者患有偏头痛，或有眼睛疲劳、腹泻等症状，则应避免练习此体式。有高血压的练习者也要避免此体式的练习。如果练习者脊柱有问题、处于月经期或者孕期，则必须在脊柱保持直立并向上伸展的状态下才可以转动躯干，练习此体式。练习者要先学会在瑜伽椅上做手杖式、英雄式和简易坐，然后再尝试练习瑜伽椅上的扭转体式以及坐立扭转体式。练习者若正处于化疗或放疗期，请避免练习这一体式。

新妈妈们请注意：应该等分娩 4 个月后再练习此体式。

【辅具】瑜伽垫 ▪ 瑜伽椅

练习者练习扭转体式时，要注意放慢节奏，这是一个很重要的关键点，每次只让身体做一件事。开始练习瑜伽椅上的扭转体式（图 14）时，可以将 1 条折叠好的瑜伽垫放在椅面上。坐立时，让双腿穿过椅背，双脚平放于地面。用左前臂扶着椅背上方，用右手去抓握椅面下方。吸气，上提胸部。呼气的同时，将躯干

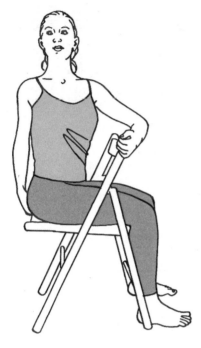

14. 瑜伽椅上的扭转体式

向右转。右肩后旋，双肩自然下沉并远离双耳。肩胛骨向下滑落并收进背部。感受腰两侧的拉伸。

为了使脊柱得到更强有力的扭转，可以将两侧坐骨压进椅面，保持两条大腿相互平行，左前臂绕过椅背的外侧，朝着身体的方向用力推。

将右手移向身后更远处，即移到椅面边缘的远方角落。然后用手指勾住椅面下方，并向上提拉椅面。上提胸部并进一步向右旋转。当身体转动时，要确保脊柱和躯干的两侧向上延展。扭转时注意，不要让腹部向外凸出或向后缩进腰椎。退出体式时，转动躯干，使身体正面朝向椅背。换另一侧完成相同的动作。

2. 坐立扭转体式（圣哲玛里琪第三式）(marichyasana III)

改善呼吸和循环系统 ▪ 强健乳房组织 ▪ 释放被压抑的情绪 ▪ 强壮腹部肌肉
减少腰部脂肪 ▪ 帮助肝脏排出代谢废物和环境毒素 ▪ 缓解背痛 ▪ 消除身体紧张感

【注意事项】如果练习者因压力大而造成头痛或偏头痛，请不要练习这一体式。如果练习者正在进行化疗或放疗、过去的 6 个月里曾经做过乳房手术、怀孕，或是刚分娩不满 6 个月，请避免此体式的练习。

【辅具】瑜伽垫·墙壁·毯子

　　练习者开始练习坐立扭转体式（图15）前，先将瑜伽垫的短边抵靠墙壁放置。将2条折叠好的毯子放在瑜伽垫上，离墙壁约60厘米的距离。以手杖式（图11）的姿势坐在毯子的边缘，背对墙面。弯曲右腿，将右脚平放地面。让右脚滑向身体，靠近耻骨。双手抓住右小腿胫骨，使之靠近身体。呼气，内收脊柱，上提胸部。从左脚的脚掌开始向外伸展，展开脚趾。

　　将躯干向右旋转，右手放在身后的墙壁上。弯曲左手肘，用弯曲的左手臂紧紧地抵靠右大腿外侧（膝关节的正上方）。保持右腿垂直于地面，并紧紧地将左手臂和右腿压靠在一起，以便进一步加深躯干的旋转。打开左手手掌，使指尖朝向天花板方向。躯干转动时，将左背部的肋骨收进身体。在扭转体式中，为了防止身体受到挤压与损伤，在扭转身体前以及扭转过程中，必须使躯干的两侧都充分伸展。尽可能保持右脚压向地面并且最大程度上提脊柱和胸部。在不强迫身体的情况下，从腰部开始向右扭转躯干。向上延展躯干直达头顶，转头看右肩外侧。

　　退出体式时，松开贴合的左手臂与右腿，转身朝前。伸直右腿，回到手杖式。换另一侧重复相同的动作。

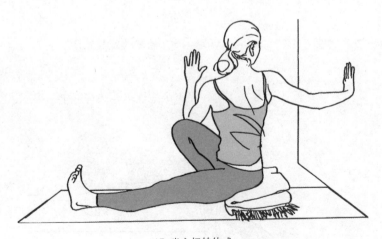

15. 坐立扭转体式

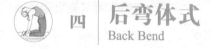

四 | **后弯体式**
Back Bend

1. 支撑后仰支架式（salamba purvottanasana）

消除疲劳 ▪ *缓解胸部与乳房区域的僵硬状态* ▪ *扩展腋窝与双肩的活动范围*
平静大脑 ▪ *冷却身体系统*

【注意事项】这是一个较温和的后弯体式，也是一个头部高于胸部的后弯式。
可以为练习更具挑战性的后弯体式和头手低于胸部的后弯式做好准备。这个体式
对于那些乳腺癌手术后、正处于康复期的练习者非常有益。

【辅具】瑜伽垫·抱枕·床·毯子·瑜伽带·软垫（或枕头）

练习支撑后仰支架式（图16）时，将1个抱枕纵向放在床上，离床边约30厘

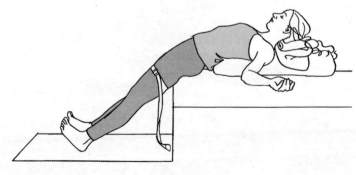

16. 支撑后仰支架式

米的距离。将 1 条折叠好的毯子放在抱枕上靠头部的那端。在地面放 1 张瑜伽垫，瑜伽垫摆放得与床垂直，并与抱枕成一条直线。

背对抱枕，坐在床上。为了防止下背部的不适或被"挤压"，将大腿前侧内旋并用瑜伽带将两大腿中部捆住。身体向后，让脊柱沿着抱枕的中线延展，并平躺在抱枕上。轻轻地将头部落在折叠好的毯子上，确保前额略高于下巴。双腿向外伸展，双脚脚跟踩在垫子上。手臂弯曲并将双手相交放在腹部。当你准备好时，双臂向身体的两侧伸展。退出体式时，双脚朝身体的方向移动，双手压向身体两侧的床面，坐起来。

▌使用软垫的支撑后仰支架式

近期做过乳腺癌手术的练习者，应该避免在伤口愈合的过程中过度拉伸身体。可以将 2 个软垫（或枕头）放在床上，分别放于抱枕的两侧，用于支撑手臂。随着身体的逐渐恢复，可以降低软垫的高度，直至最终完全拿走软垫，以便加大胸部、乳房和肩部的拉伸程度。

2. 仰卧拉伸束角式（uttana baddha konasana）

帮助展开肺部和胸部 ▪ 强健乳房组织 ▪ 调节甲状腺以及甲状旁腺
强健颈部 ▪ 防止低血压 ▪ 改善呼吸系统 ▪ 活动髋关节
促进乳房、腋窝和腹股沟周围的淋巴循环

【注意事项】如果练习者背部或颈部受伤或曾经做过髋关节置换手术，请不要练习这一体式。如果练习者正在进行乳腺癌的化疗或放疗，请延后练习此体式。如果练习者患有高血压、偏头痛或失眠症，请避免练习此体式。另外，这一体式不适合怀孕的女性或者分娩后未满 6 个月的新妈妈。

【辅具】瑜伽垫·瑜伽砖·毯子·瑜伽带

开始练习仰卧拉伸束角式（图17）时，将瑜伽垫放在地上，并在瑜伽垫的中央横放1块瑜伽砖（窄面向上）。将2条折叠好的毯子放在地面上，毯子的位置在瑜伽砖后方2~5厘米的地方。以手杖式（图11）坐在瑜伽垫上，背对瑜伽砖。

首先，以束角式坐立。盘腿而坐，两脚脚心相互贴靠，用瑜伽带将双脚捆绑在一起。打开瑜伽带，使之形成一个大圆圈，然后把头、肩和髋部套进去，让瑜伽带横跨骶骨，并将它放在大腿内侧、脚踝和双脚的外侧。收紧瑜伽带，将双腿牢牢地捆在一起。用双肘支撑身体，前臂下压，身体后弯，将上背部放在瑜伽砖上。瑜伽砖应该水平方向放置，且位于胸骨的正下方。进一步后弯，并将头部（靠上端而不是后侧）安放在叠好的毯子上。手抓握瑜伽垫的两侧，使肩胛骨向下滑落，远离双耳，使前侧肋骨朝头部方向滑动。坐骨要始终保持垂直向下，朝着地面的方向。如果头部能轻易接触地面，可以不使用毯子。

掌心相对，举起双臂，两臂先是向上，朝着天花板，然后放在头的上方。伸直手臂，指尖向外延伸。从肘部弯曲，并使两前臂相抱，将三角肌的顶端向后收进两侧肩胛骨。前臂压向毯子。交换互抱手肘的方式。

退出体式时，松开抱肘的双手。双手按压地面，利用背部力量让身体坐起来，先让胸骨起来，然后再抬头。解开瑜伽带，双腿向前伸展，回到手杖式。

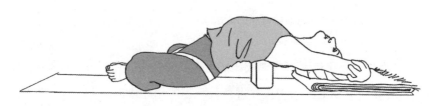

17. 仰卧拉伸束角式

3. 使用十字相交抱枕的倒手杖式（vipapita dandasana）

活化脊柱和双肩 ▪ 释放 横膈的压力 ▪ 使呼吸变得深长 ▪ 激活内部器官
改善肾上腺和甲状腺的血液循环 ▪ 缓解抑郁和情绪波动 ▪ 缓解乳房的压痛感
消除体力和脑力的疲劳 ▪ 减轻哺乳期女性乳房的僵硬感

【注意事项】练习者如果患有偏头痛或因压力而引起头痛，请不要练习这一体式。如果练习者在怀孕期间或者为了缓解下背部的疼痛，练习时可以对此体式进行调整——使用瑜伽砖或瑜伽砖外加 1 条瑜伽带来支撑双脚。如果练习者正在进行化疗或放疗，可以在练习时另外加上 1 条折叠成窄条状的毯子。

新妈妈们请注意：应等分娩 4 个月后再开始练习此体式。

【辅具】抱枕·瑜伽砖·毯子·瑜伽带

我们将练习使用十字相交抱枕的倒手杖式（图 18），这是一个有良好恢复性的体式，它是一个被动的后弯式：既可以为身体注入活力，又可以让身体得到休息，还可以帮助你在刚开始练习瑜伽体式时修复疲劳的身体。将 1 个抱枕放在地面上，注意，练习此体式时不要使用瑜伽垫（你需要光滑的地面来滑动身体以退出体式）。将 2 块瑜伽砖横放，使每块瑜伽砖都贴靠在抱枕每一侧的中部。将 1 条折叠成窄条的毯子顺着抱枕放置。将另一个抱枕横跨第 1 个抱枕放置，从而形成一个十字形。将另一条折叠好的毯子放在地面上，与上方的抱枕对齐，以便让头部安放在这条毯子上。手上拿着 1 条卷成圆筒状的毯子（用于支持颈部的曲线）。准备工作做好后，

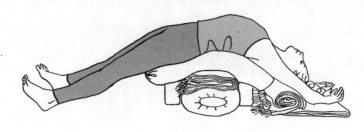

18. 使用十字相交抱枕的倒手杖式

坐在抱枕的末端，把毯子垫在你的身后，双膝弯曲，双脚脚心着地。在两大腿中央处绑上瑜伽带。

将身体向后靠，顺着抱枕的中心线躺下来，抱枕会使整条脊柱得到支撑，也会让头部刚好放在铺在地面的那条毯子上。双肩要悬空，不要着地。检查一下头部：既不要让它悬挂在抱枕的末端，使得颈部卡在那里，也不要让头部的后侧平躺在地面上。后脑勺的上端（并非头顶）应该放在折叠的毯子上，因此后脑勺是稍微向后倾斜的。将卷成圆筒状的毯子塞入颈部下方。

弯曲双臂，放在地面上，使之稍稍高于头部。从大脚趾的方向开始伸展、伸直双腿。当脊柱得到了完美的支撑，你会感觉骨盆内的器官以及整个躯干都得到了释放。去体会两侧肋骨间、腋窝处以及乳房区域创造出来的空间。

退出体式时，双手抓握下方（横放）的抱枕两侧。弯曲膝关节，将2个抱枕推开，使其远离你，与此同时身体向后滑落，离开抱枕。松开瑜伽带。双腿交叉，放在抱枕上。让下背部在地面上休息片刻，然后转向右侧，左手向下推起身体，坐立。

▌使用额外瑜伽砖的倒手杖式

如果练习者有下背部疼痛的症状，可以用一块或数块瑜伽砖支撑双脚（图18A）。如果练习者背痛依旧，那就屈膝，双脚着地。

▌使用瑜伽砖和瑜伽带的倒手杖式

孕妇在整个妊娠期间都可以练习这一体式。开始时，要以脚跟着地的方式练习。但如果背部开始出现痉挛（或者胎儿变大），可以在每只脚下放一两块甚至

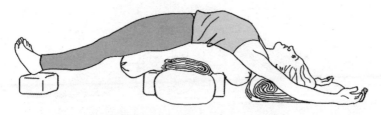

18A. 使用十字相交抱枕和额外瑜伽砖的倒手杖式

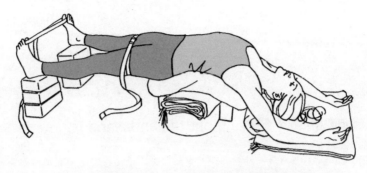

18B. 使用十字相交抱枕、瑜伽砖和瑜伽带的倒手杖式

更多的瑜伽砖作为支撑，直至背部的所有压力得到缓解。除了瑜伽砖，在妊娠期间还可以用瑜伽带固定双脚以防双脚向外滑落（图 18B）。

使用折叠成窄条的毯子的倒手杖式

　　如果练习者下背部的疼痛持续不散，可以采用另一个办法：在开始时用些低矮的支撑物（图 18C），如将 2 条折叠成窄条的毯子叠在一起，放在地面上。在它们的上方，放置 1~2 条折叠成窄条的毯子，并使它们形成一个十字形。躺下来，使脊柱和胸部均衡地落于叠放的毯子上。头部舒适地枕在 1 条毯子上，确保头部不要歪向一侧。这一倒手杖式的变式对那些刚做完乳腺癌手术，乳房组织受损的练习者非常有益。此体式可以让身体系统冷却下来，使胸部和肩部轻柔地打开，再缓慢过渡到使用抱枕的强度更高的肢体伸展。如果练习者刚做完手术不久，那就以双臂弯曲、十指相交放在腹部的方式来开始此体式的练习。当身体准

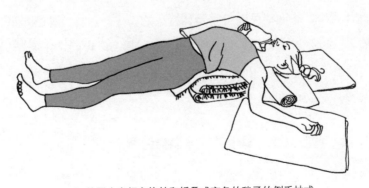

18C. 使用十字相交抱枕和折叠成窄条的毯子的倒手杖式

备好后，再将双臂移到身体的两侧（开始时手臂靠近身体，之后随着肢体逐渐变灵活，将手臂向两侧打开），安放在折叠成窄条的毯子上。

4. 使用瑜伽椅的倒手杖式（viparita dandasana）

强健乳房组织 ▪ 预防乳头疼痛并预防哺乳期女性的乳房僵硬 ▪ 改善呼吸系统功能
拉长胸部韧带 ▪ 给予心脏肌肉以支撑 ▪ 刺激肾上腺、甲状腺、脑垂体和松果体
安抚肺部、心脏、大脑 ▪ 活化上背部和双肩 ▪ 缓解经前乳房的不适 ▪ 消除疲劳
促进肝功能 ▪ 促进淋巴液的流动 ▪ 提高母乳的质量

【注意事项】如果练习者患有偏头痛、高血压或有因压力引起的头痛、腹泻等症状，存在脊柱或肩部受伤等情况，请不要练习此体式。如果在体式练习当中感到颈部疼痛，那就让头部枕在十字相交的抱枕上。如果练习者处于月经期或哺乳期，可以在练习时使用抱枕支撑头部和双脚，并且用瑜伽带捆绑两大腿。新妈妈应该在分娩 4 个月后再开始练习此体式。化疗或放疗结束后练习者方才可以练习此体式。注意：此体式不适合孕妇练习。

【辅具】瑜伽垫·瑜伽椅·墙壁
瑜伽砖·瑜伽带·抱枕·毯子

在此体式中，瑜伽椅可以给予身体持久的支撑，这种持久性足以让体式施展它的魔力，却不会对身体或神经系统施予过多压力。我们将分两个步骤来练习瑜伽椅上的倒手杖式。我们也会练习一些有修复功能的变式，这些变式将使用抱枕、瑜伽砖、毯子和瑜伽带等辅具。

▎**第一阶段：弯曲双膝，双手放在瑜伽椅两侧**

将瑜伽椅面朝室内放置，距离墙壁约 90 厘米。将瑜伽垫折成 4 层放在瑜伽

椅面上。身体穿过瑜伽椅，坐
在椅面的后方，面向墙壁。让
身体顺着瑜伽椅滑动，直至尾
骨刚刚离开椅面的后侧边缘，
背部和双肩都安放在椅面上，
与地面平行。双手抓住瑜伽椅
背的两侧，使背部向后滑，直
至肩胛骨的尖端正好压在椅面
边缘的上方（图19）。

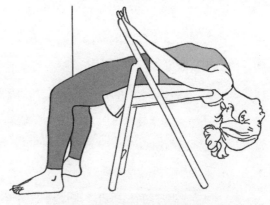

19. 使用瑜伽椅的倒手杖式
第一阶段：弯曲双膝，双手放在瑜伽椅两侧

将双手的掌根按压在瑜伽
椅的两侧（掌心展开、手指伸展），并利用按压瑜伽椅产生的反作用力，进一步
卷曲上背部，使之完全安放在瑜伽椅前侧边缘的周围。让双脚变得活跃，确保双
脚外缘是平行的，同时向地面按压双脚的脚掌和脚跟，上提足弓。胸部应该感到
因抵靠着瑜伽椅边缘而得到了充分的舒展。轻轻地将头部向后弯曲。初学者以及
任何感到头晕的练习者都应该到此止步。

退出体式时，慢慢使骨盆滑回到椅面的中央。双手手肘压向椅面，（如果需
要的话）用一只手托着头并向上起身坐立。如果不再进行第二阶段的练习，接下
来可以练习瑜伽椅上的扭转体式（图14）来结束此体式。

▍第二阶段：伸直双腿，抓握椅腿

如果你可以轻松地将上
背部下弯至椅面边缘，那就
说明你已经准备好进入第二
阶段（图19A）的练习。

让身体从椅面上稍稍再
向后滑落一些，直至肩胛骨

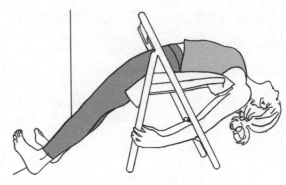

19A. 瑜伽椅上的倒手杖式
第二阶段：伸直双腿，抓握椅腿

刚离开瑜伽椅边缘。双臂穿过瑜伽椅的前腿并抓握住后腿。如果无法握住后腿，那就将胸骨进一步卷曲靠向瑜伽椅前侧边缘，并且向后依次伸展双臂直至能抓握瑜伽椅后腿。紧紧地握住瑜伽椅后腿。头部后弯，双脚抵靠墙面，然后允许瑜伽椅慢慢滑动、远离墙壁，最后仲直双臂。双脚脚跟不断地朝着墙壁的方向延伸。

当身体被平铺在椅面上时，可能会感觉肺部仿佛也变得扁平。调整呼吸来适应这一变化。吸气时，分阶段将空气"吸入"肺部；呼气时，随着双脚脚跟进一步朝着墙壁延伸而将气息呼向双脚。

接下来将肩胛骨的底端再次滑向椅面的边缘，使肩胛骨得到充分的支撑，为下一步练习做好准备。从椅腿上松开双手，逐一抬起双臂，并将它们放在头部后方。弯曲手臂，互抱双肘。

为了防止手臂的重量将身体拉向头部，需要加强腿部的伸展，将双脚脚跟内侧以及脚掌朝着墙面伸展。使双腿的髌骨稳定而有力地向上收进大腿。保持两侧大腿内旋，双腿压向地面。

从第二阶段或以下任何变式中退回到手杖式时，应弯曲双膝，双脚着地。双手抓握瑜伽椅的两侧，双手肘压向瑜伽椅，让头部慢慢滑落到地面。让臀部位于椅面的中央处，先抬起胸骨，慢慢向上起身坐好。以瑜伽椅上的扭转体式来结束此体式。

▍使用十字相交抱枕的倒手杖式

对于那些练习此体式时感觉颈部疼痛的人来说，这一有支撑的变式可以缓解颈部的不适。此体式只需要付出较小的努力，因此当身体能量水平低下时，可以对身体起到修复作用。辅具的摆放方式与第一阶段相同。将1个抱枕放在1张折叠过的瑜伽垫上方，瑜伽垫放在地面上，以防止抱枕滑动。抱枕要放在离瑜伽椅前腿几十厘米的地方，且与瑜伽椅前腿平行相对。将第二个抱枕纵向摆放，末端要离开瑜伽椅一些，并且横跨第一个抱枕，形成一个十字形（如图19B）。

身体向后弯，跨越椅面。头后侧被上方的抱枕支撑着。双腿伸直，远离身体。双脚抵靠墙面，双手抓握瑜伽椅的后腿。你也可以将双臂弯曲，落在头后

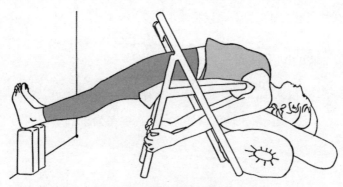

19B. 使用十字相交抱枕的倒手杖式

方，并安放在抱枕上。

使用抱枕和毯子的倒手杖式

如果只有 1 个抱枕，可以把它纵向摆放在瑜伽椅两前腿之间，离椅面几厘米的地方。将 1 条折叠好的毯子放在抱枕上方。练习时，使身体穿过瑜伽椅，并且向后弯，弯至瑜伽椅的下方。头部上端（而非后脑勺）枕在抱枕上。

腿被瑜伽砖抬高、头部有支撑的倒手杖式

在月经期、哺乳期或者任何感觉疲惫的时期，可以用这种方式练习倒手杖式。那些正处于乳腺癌康复期的练习者要注意，练习时应该缓慢地打开胸部上侧、肩部和乳房。首先，摆放好辅具，为进入瑜伽椅上的倒手杖式第一阶段和第二阶段做好准备。然后将两块瑜伽砖竖立、并排摆放，且抵靠墙面。用 1 条瑜伽带捆住两大腿的中央部位。将身体后弯，弯至瑜伽椅的下方。头部枕在一个或两个（十字相交的）抱枕上。最后，将双脚脚跟放在瑜伽砖上，双脚的脚掌贴着墙面（图 19B）。

双手配合的倒手杖式

练习者可以根据自己的经验、柔韧度以及对练习效果的要求（如使自己精力充沛、修复身体、安抚镇定或促进身体的疗愈），来选择手臂的姿势。手臂可以采用以下姿势：双手按压瑜伽椅的两侧、抓握瑜伽椅的后腿、双手抱肘置于头后方。如果

练习者正处于乳腺癌康复期，可以将双手相交放在腹部，上臂则安放在椅面上。

▍使用瑜伽砖的倒手杖式

在练习倒手杖式第二阶段时，如果下背部感觉不适，可以将双脚抬高，放在瑜伽砖上，并在大腿上绑上瑜伽带。此时不需要在头部下方垫支撑物。

5. 骆驼式（ustrasana）

提升上侧躯干并补充能量 ▪ 缓解积压于胸部和乳房的压力 ▪ 活化脊柱和双肩肩关节
振奋精神 ▪ 强健肾脏 ▪ 促进血液和淋巴液在乳房和腋窝周围的循环

【注意事项】如果练习者患有偏头痛、高血压或有严重的便秘、腹泻，请不要练习此体式。如果练习者正处于乳腺癌手术的康复期或者正经历经前疼痛、乳房压痛，在练习时可以使用瑜伽椅和抱枕来作为支撑。为了深化这一体式的练习，也可以使用瑜伽椅和抱枕作为辅具进行练习。处于哺乳期的女性，需要等到宝宝满 6 个月再开始练习骆驼式及其任何变式，怀孕期间不能练习这一体式。

【辅具】瑜伽垫·毯子·抱枕·瑜伽椅·墙壁

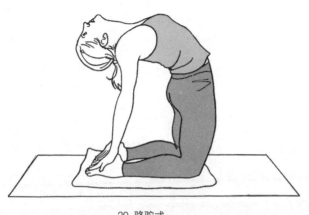

20. 骆驼式

练习骆驼式（图 20）时，将 1 条折叠好的毯子放在瑜伽垫上。跪在毯子上，双手扶腰。双膝分开，双脚打开使之与髋部同宽，让脚趾朝后伸展。内旋大腿的前侧，与此同时上提并展开大腿后侧，使两大腿后侧彼此远离。尾骨向下延展，并收进身体。上提躯干的两侧并将双肩后旋。肩胛骨向下滑动，让肩胛骨底端的尖深深地收进上肩部，将双手手掌贴靠在大腿的后侧。

保持小腿胫骨下压的同时，使臀部的中央向前推，并且从胸椎的中央开始后弯。向上、向后弯曲头、颈和胸，并且让双手沿着大腿向下滑落。从胸骨的内侧开始上提胸部。然后让双手离开大腿，在保持胸部没有塌陷或上背部没有下垂的情况下，逐一向下伸展两手臂，并用手去碰触脚跟或脚心，双手大拇指分别放在双脚的外侧。如果在双手碰触脚跟的同时，仍然能保持肚脐以下的躯干部分处于挺直向上的姿态，就说明你已经成功地掌握了这一体式。

将脚趾充分地展开。打下的基础（小腿胫骨和双脚的脚背）越牢固，越能充分上提以及拓宽胸部。将双腿小腿胫骨和脚背充分下压，向外部转动双臂，使上背部的肌肉移向脊柱，让锁骨向两侧滑开。后侧肋骨收向前侧肋骨，从而进一步支撑并展开胸部和乳房区域。

为了防止颈部后侧受到挤压，伸展颈部后侧并使斜方肌放松下来，使之远离颈部。持续地收紧臀部的中央，以便使大腿前侧与骨盆交汇处的皱褶向前展开。

退出体式时，使两侧大腿下压。利用肩胛骨坚实有力的支撑使胸部展开、上提，同时双手从脚趾上松开，放在髋部两侧。躯干向前、向上抬起，胸骨先起，头部最后慢慢抬起。

▍使用抱枕的骆驼式

如果发现身体不往后倾斜则很难接触到脚心的话，练习时可以将 1 个抱枕横放在小腿上，并将双手置于抱枕上。

▍使用瑜伽椅的骆驼式

在练习时，墙壁提供了支撑，同时它也使练习者有了一个触觉上的参照物，可以更准确地评估在这一体式中你做得如何。例如，哪些地方碰触了墙壁？哪些地方没有碰触？你的大腿、腹部和胸部下方（包括左右两侧）越是能够很好地贴靠墙面，就越有能力从背部引导乳房、心脏区域和肺部的扩张。在练习中注意关注这些细节，从而进一步深化体式练习。

将1条对折的瑜伽垫靠墙摆放，在瑜伽垫的上方放1条折叠好的、大小与瑜伽垫相仿的毯子，再将1把瑜伽椅朝墙壁放置。跪在毯子上，面朝墙壁，背朝瑜伽椅。让大腿、腹股沟前侧和胸部碰触墙面。身体向后弯，双手放在椅面上，指尖朝内。保持腹部和大腿前侧与墙壁接触的同时，上提两侧肋骨，将躯干向上、向后弯曲，并跨越瑜伽椅。双手滑落并抓握瑜伽椅的前腿。头部朝椅面方向后弯。

▎使用瑜伽椅和抱枕的骆驼式

对于曾经做过乳腺癌手术的女性，刚开始练习骆驼式时需要一个倾斜渐变的支撑。这种使用辅具的变式（图20A）不会使身体系统过度消耗或者使之产生热量，也不会在身体尚未准备好的时候过度拉伸上身。任何人，若感觉疲劳、处于哺乳期（婴儿已满6个月龄）、正经历痛经或有乳房压痛感，都可以从此体式中获益。这一变式还可以帮助进一步深化体式的练习。

辅具的摆放与前一个骆驼式变式相同。首先，将瑜伽椅摆好，然后将2个抱枕叠加在一起，并横放在椅面上。跪在毯子上，面朝墙壁，背朝瑜伽椅。将双手放在墙上，与肩齐平，双手按压墙面使胸部上提。从胸部向后弯，并让头、颈穿过辅具，将头后侧枕在抱枕上。为了提高舒适度，可在颈部后方以及头后侧放1条折叠成一定厚度的毯子。尽可能地保持大腿、腹股沟前侧、腹部与墙壁接触，让双肩肩胛骨向背部滑落。双臂伸向头后方，并朝着椅背方向延伸。

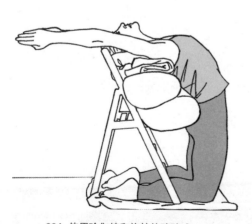

20A. 使用瑜伽椅和抱枕的骆驼式

▎使用折叠毯子的骆驼式

如果练习时小腿胫骨拱起、离地，那么此体式就失去了基本的根基。这是脊柱和躯干大幅度上提的基础。

将毯子折叠至足够的厚度，直到感觉毯子与小腿前侧完全接触。练习时，将小腿胫骨和脚踝前侧压向折叠后的毯子。利用这一动作的反作用力，充分上提骨盆、躯干和脊柱。

6. 四腿拱式（chatuce padasana）

将能量输送到胸部、双肺和乳房 ■ 强化背部肌肉 ■ 增加脊柱的弹性
培养自信心、意志力以及增强情绪稳定性 ■ 滋养神经系统 ■ 为练习肩倒立式做准备

【注意事项】如果练习者脊柱或肩部有伤、患有高血压或者处于月经期，就不要练习这一体式。如果练习者刚刚做过外科手术（在手术后 3~6 个月内）或正处于乳腺癌的化疗或放疗期间，请推迟练习此体式。如果练习者处于妊娠第一阶段（妊娠前 3 个月），请避免练习这一体式。如果练习者处于妊娠第三阶段（妊娠第 3~9 个月），练习此体式时应在骨盆下方放一个支撑物。对于新妈妈来说，这是一个很有裨益却颇费体力的体式。如果婴儿已满 6 个月，则可以恢复四腿拱式的练习，但要使用瑜伽带（若有乳房充血或肿胀的情况，则要避免练习此体式）。

【辅具】瑜伽垫·瑜伽带·厚书

开始练习四腿拱式（图 21）时，将瑜伽垫平铺在地面上。

仰卧在垫子上，双臂置于体侧，手心朝下。弯曲双膝，使双脚尽量靠近臀部。用双手去抓握双脚脚踝。双脚与髋同宽，脚的外沿平行于瑜伽垫，将脚内侧与外侧均匀地下压，并上提骨盆。吸气时一节一节地抬起脊柱，使之抬离地面。使两大腿上端的后侧外旋，并使之远离彼此；内旋大腿的前侧，使之靠近彼此。

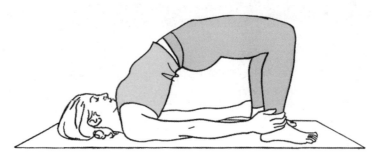

21. 四腿拱式

现在关注手臂和胸部。外旋二头肌，将双肩的外侧收向中线，并逐一旋转两肩部的顶端，使之落入身体的下方（与练习肩倒立式一样，如图 25 所示）。

将两侧肩胛骨推入身体，并使之直立。这个动作给了上背部和脊柱巨大的推动力，并且将它们直接与双脚和尾骨紧密地连接起来。再一次下压双脚，抬高尾骨和肋骨。将两侧肩胛骨上提、远离地面，并将其压进身体，直至你感觉到胸骨垂直于地面、胸部充分展开。所有这些动作都有助于支撑和滋养乳房组织。

退出体式时，将双手从脚踝上松开。保持胸部舒展的同时，慢慢使躯干和骨盆沉落到地面。转身向右侧。

使用八层瑜伽垫的四腿拱式

如果你不能使双肩的顶端与地面接触，那就在肩部下方放 8 层瑜伽垫。

骨盆有支撑和使用瑜伽带的四腿拱式

这一体式对孕妇有很大的帮助，它有助于女性在泌乳期之前以及泌乳期期间保持健康。身体能量弥足珍贵，可以通过在骨盆上抬之前使用辅具支撑臀部的方式（图 21A）来避免过度消耗身体能量。

平躺在地面上，弯曲双膝，上抬骨盆并在臀部下方放入支撑物（4 本厚书），然后将臀部放在支撑物上。把 1 条瑜伽带套在脚踝上并抓紧带子。上提大腿和骨盆，使之离开支撑物，并抬起胸部。双手牢牢地抓住瑜伽带，双脚下压，利用双脚下压的反作用力将骶骨向天花板向上提。双臂伸展使脊柱保持活力，胸部展开。在妊娠的第三阶段练习四腿拱式时，让自己保持感觉舒适即可，不要过度拉伸。

退出体式时，臀部回落到支撑物上，稍微停留片刻。将支撑物从身体下方取走。骨盆慢慢沉落到地面。转身向左侧。

使用瑜伽带的四腿拱式

分娩以后，若过早进行有强度的瑜伽练习，可能导致母乳量的减少甚至枯竭，这也可能引发日后关节或器官的健康问题。对于新妈妈来说，体式练习要循序渐进，等宝宝满 6 个月时，再恢复四腿拱式的练习。

先将瑜伽带套在两脚踝的前端，双手抓住带子的两端，然后同时进行以下两个动作：双手拉紧瑜伽带，将双肩的顶端以及上臂外侧压向地面。双脚下压，上提脊柱和尾骨。

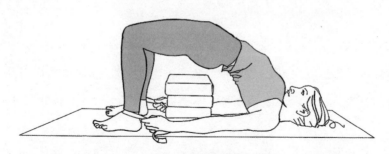

21A. 骨盆有支撑和使用瑜伽带的四腿拱式

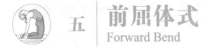

五 | 前屈体式
Forward Bend

1. 婴儿式（adho mukha virasana）

使头脑平静 ▪ *释放肩部、上背部、颈部和乳房的不适感*
缓解因后弯而导致的下背部疼痛 ▪ *促进腋窝与乳房的血液循环*
减轻偏头痛或因压力引起的头痛 ▪ *缓解高血压* ▪ *消除身心的疲劳*

【注意事项】新妈妈要等到宝宝满 6 个月的时候再练习婴儿式。化疗可能会带来偏头痛和恶心等副作用，经前期综合征也会导致类似症状的出现。为了缓解偏头痛，练习时可以将头部包裹起来。怀孕期间，可以使用抱枕辅助练习。

【辅具】瑜伽垫·抱枕·毯子·瑜伽砖·头巾

开始练习婴儿式（图 22）时，跪于瑜伽垫上，双膝分开，使双脚大脚趾相互碰触。向前、向下弯曲身体，将躯干两侧落在大腿上，前额着地。臀部向后延伸

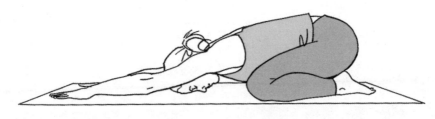

22. 婴儿式

并坐于双脚脚跟上，尽量使臀部向地面沉落。双臂向前伸展，与肩同宽，充分伸展双手直达指尖。上臂肌肉收进肩胛骨并拉向下背部。

双肩向外旋转，远离颈部。放松大腿上端以及下腹部。通过前侧腹股沟放松背部。同时，进一步延展脊柱的前侧和双臂，直至感觉到脊柱前侧、腹肌、双乳和腋窝被拉长。去觉知呼吸在背部的流动：呼气时感觉仿佛是通过肺部的后侧将气呼出去的。让每一次呼气都将脊柱稍稍拉长一些。退出体式时，移动双手，回到双膝上。然后，双手向下按压，坐起来。回到手杖式（图 11），双腿转向一侧，并向身体的前方伸展。转身向一侧，站起来。

使用毯子或抱枕的婴儿式

想从此体式中充分获益，练习时骨盆应该"安坐"于脚跟上。如果因臀部僵硬或膝关节僵硬、疼痛而阻碍了脚跟与坐骨的接触，（如果臀部确实抬得很高）可以用 1 条折叠好的毯子或 1 个抱枕去填充臀部和脚跟之间的空隙，从而使臀部稳固地贴于地面。为了使脊柱充分地延展，从耻骨到胸骨再到颈部都充分拉伸，从两侧乳房和腋窝直达指尖都充分延展，可以将 1 个抱枕（或 2 条叠加在一起、折叠成窄条的毯子）横放在瑜伽垫上。进入婴儿式，双臂向前伸（两掌心相对），双手、手腕以及前臂的外缘落于毯子上。将前额安放在瑜伽垫上（图 22A）。伸直双肘，使之抬离地面。

使用瑜伽砖的婴儿式

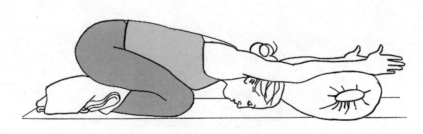

22A. 使用毯子或抱枕的婴儿式

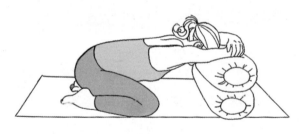

22B. 使用抱枕的婴儿式

如果双肩和上胸部的僵硬使你无法将头部安放在瑜伽垫上，那么可以将头部枕在1块瑜伽砖上。

使用抱枕的婴儿式

将2个叠加在一起的抱枕横放在地面上，用它们来支撑头部。这样一来，头部将高于臀部（图22B）。

这将对孕妇有所裨益：在这种状态下，气息可以顺畅地流动于肚子和大腿内侧。这个额外添加的抱枕给有压痛感的乳房以及生长中的胎儿创造了空间。双肘相抱，双臂和头部都枕在抱枕上（图22B）。

使用头巾的婴儿式

练习时，用运动型绷带来包裹头部（图22C）会对头部有帮助，可以减轻头痛症状，并达到进一步放松的效果。

使用圆筒状毯子的婴儿式

在练习后弯体式后，为了缓解下背部疼痛或者缓解精神压力，可以将1条卷成圆筒的薄毯子塞进骨盆和大腿之间，使身体前屈并压在毯子的上方（图22D）。

22C. 使用头巾的婴儿式

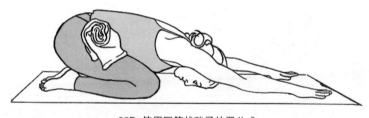

22D. 使用圆筒状毯子的婴儿式

2. 头碰膝式（janu sirsasana）

促进腹肌沟内淋巴结的血液循环 ▪ 改善肝脏、脾脏以及生殖器官的功能 ▪ 帮助消化
伸展脊柱和腿筋 ▪ 活化肩颈 ▪ 缓解由压力导致的头痛或偏头痛 ▪ 平静头脑

【注意事项】如果练习者有腹泻的症状、患有关节炎或正在进行乳腺癌的治疗，请避免练习这一体式。如果曾经做过背部手术、有背痛的症状或处于孕期，只需练习此体式第一阶段的背部凹陷的头碰膝式即可，在练习时不要向下低头（如第二阶段的头碰膝式中你将要做的那样）。在后弯体式之后以及月经期间，跳过第一阶段和第二阶段 a，只练习第二阶段 b 即可。如果练习者患有纤维肌瘤、卵巢囊肿，或有输卵管堵塞、乳房疼痛或压痛、月经量不正常等情况，或是一位新妈妈，请练习下面展示的头碰膝式变式。

【辅具】瑜伽垫·毯子·瑜伽带·抱枕·瑜伽砖

头碰膝式既可以循序渐进地练习（练完第一阶段接着练第二阶段），也可以单独选择其中一个体式去练习（选第一阶段或第二阶段 b）。

在瑜伽垫的顶端放置 1 条折叠好的毯子，以手杖式坐在毯子上。保持左腿伸直并使左脚脚趾指向天花板。右膝弯曲，让膝关节朝外，使右脚抵靠在左大腿的内侧（如果你是一位长期的、有规律的练习者，可以将弯曲的右膝进一步向外侧挪。将右脚脚跟靠向右侧腹股沟，翻转右脚，从小脚趾至大脚趾均向外翻转，使脚心朝向天花板，膝关节沉落在地面上）。右膝应该与地面接触或低于右髋骨。如果右膝是悬空的，可以用 1~2 条毯子将臀部垫高。

将双手放在臀部两侧，双手指尖牢牢地压向地面。使骶骨向内收、向上提，提起肋骨两侧。将躯干转向左侧，让胸骨的中线与左腿的内缘对齐。

第一阶段：背部凹陷的头碰膝式

这是头碰膝式的第一阶段。吸气时两掌心相对，举起双臂至头部的上方。伸直手肘，从指尖开始向上拉伸手臂。与此同时，朝地面方向下压弯曲的右膝，并进一步将躯干转向左侧，以便使躯干的中线对准左大腿的内侧。呼气，身体前屈，双手抓住左脚（图23）。如果无法触碰到左脚，或者如果在手杖式中或进行双臂高举过头的步骤时，背部呈现圆拱形，可以将瑜伽带套在左脚上。双手抓握带子的两端，脊柱内凹并上提两侧肋骨，以便最大限度地延展身体的两侧。

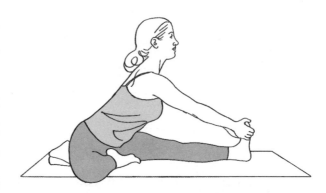

23. 第一阶段：背部凹陷的头碰膝式

将双肩向后绕、向下沉，转动手肘内侧，使之朝向天花板。胸椎向内、向上，来帮助拉长胸部和乳房。你应该感到胸部是舒展的、有空间的，乳房则是拉长的，且轻柔地伸展。抬头向上看。保持弯曲的右膝牢牢地与地面接触的同时，重新调整身体的正位。身体左转，以便使胸骨的中线置于左大腿的内缘上，与此同时，均匀地上提并拉伸腹部两侧的内壁。

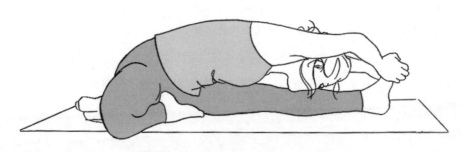

23A. 第二阶段 a：低头向下的头碰膝式（主动动作）

▌第二阶段 a：低头向下的头碰膝式（主动动作）

呼气时，向前拉伸身体并将脸枕在左腿上（图 23A）。脊柱应该保持与左腿平行。为了帮助脊柱的延展，可以将右大腿骨的根部深深地推入右髋臼内。不要挤压、缩短胸部或使胸部绷紧，应该充分伸展左腿并让左膝后侧的顶端与地面接触。将弯曲的右腿压向地面，从这里开始，转动肚脐，使之位于左大腿的上方，并且最大限度地延伸躯干，使之沿左腿的方向进一步向前伸展。弯曲手肘向两侧展开，肘部抬至肩部的上方。进一步拉长腋窝和乳房区域，使肩胛骨放松下来，远离颈部。

如果可以轻易抓握左脚，那就转动双手让手掌远离双脚，用左手握住右手手腕。舒展整个左脚，将脚趾展开。从尾骨开始使整个身体前移。保持颈部、眼睛和舌头完全放松。

▌第二阶段 b：低头向下的头碰膝式（被动动作）

如果练习者有经前紧张、乳房不适等问题，或者是在后弯体式练习之后练习这一体式，请不要过于用力，而应该以一种不太积极的方式冷却、平静神经和脊柱。

开始时，以手杖式坐立。如上所述，弯曲右腿。即使是一名经验丰富的瑜伽练习者，也并不需要将右腿拉向远处。身体前移，双手抓住左脚，从髋部外侧开始向前伸展，使躯干的中心线处于左腿的中心线的正上方。在这里停留一下，并检查身体前侧的肋骨左右两侧是否受到挤压。抬起躯干和头部，从耻骨到喉咙拉长整个躯干的前侧。

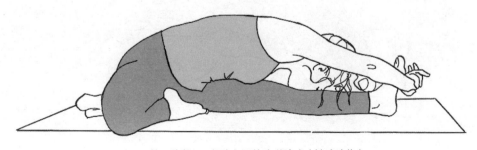

23B. 第二阶段 b：低头向下的头碰膝式（被动动作）

呼气时，身体向前、向下弯曲（图 23B）。保持两侧坐骨着地，腰椎舒展，把前额枕在左腿胫骨上，让头脑平静下来。

退出头碰膝式第一阶段或头碰膝式第二阶段 a 时，双手从左脚上松开，伸展双臂向上越过头顶。吸气，坐立。回到手杖式，换另一侧重复相同的动作。如果腿部非常僵硬，练习时可以减少保持的时间，通过频繁地左右更替来练习头碰膝式。在最终体式中停留的时间越长，冷却与平静的效果会越好。

从头碰膝式第二阶段 b 退出时，双手从左脚上松开，吸气，坐立。然后，双手回到身体的两侧。回到手杖式，换另一侧重复相同的动作。

第二阶段 a 和第二阶段 b 的变化体式：使用抱枕和毯子的头碰膝式

如果练习者患有纤维肌瘤、卵巢囊肿，有输卵管堵塞、乳房疼痛、压痛，或者月经量不正常等问题，在练习时应该让头部得到支撑以避免压力的产生（图 23C）。与此相似，如果感到腿部的后侧疼痛、前额不易碰触腿部使得腹部后拱且收向脊柱或者使腹肌收紧以及胸部收缩时，可以用支撑物来支撑头部。

练习时，坐在 1 条或几条折叠好的毯子上，并在伸直的那条腿的上方横放 1 个抱枕（或折叠的毯子）。为了使身体更舒适，如果弯曲的膝关节后侧无法着地，可以在膝关节下方放置 1 条卷成圆筒状的毯子。为了更有效地解决髋部活动范围受限的问题，还可以用另一条折叠好的毯子来让身体坐高一些。身体前屈，然后按照头碰膝式第二阶段 a 和第二阶段 b 的有关说明进行练习。

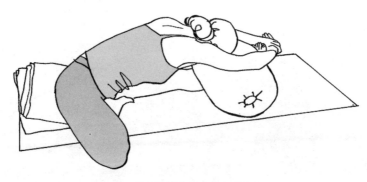

23C. 使用抱枕和毯子的头碰膝式

▌第一阶段和第二阶段 b 的变化体式：使用瑜伽砖的头碰膝式

对新妈妈的建议：一旦产后恶露排完，就可以将伸直的那条腿的脚跟放在 1 块瑜伽砖上来练习头碰膝式，这有助于强健脊柱，帮助子宫回到它正常的位置。开始时，以手杖式坐在瑜伽垫上，将左脚脚跟放在瑜伽砖上，右膝弯曲。让右脚脚心贴靠左大腿内侧，右脚脚跟碰触左侧腹股沟。

第一阶段：背部凹陷。吸气时两掌心相对，手臂向上举过头顶。伸直手肘，从双手指尖开始向上伸展双臂。然后，双臂落下，双手向前伸并抓握左脚。脊柱内凹并上提。眼睛直视前方。

第二阶段 b：低头向下。保持左腿伸直，躯干向前延展，使前额落于左腿胫骨上。将胸骨以及腹部的中段安放在左大腿上。从尾骨一直到腋窝，充分伸展脊柱。

3. 加强背部伸展式（paschimottanasana）

缓解乳房的疼痛 ▪ 改善消化功能 ▪ 辅助治疗便秘 ▪ 刺激生殖系统
拉长紧绷的腘绳肌 ▪ 帮助头脑恢复平静

【注意事项】如果练习者患有支气管炎，或有腹泻症状，或者正在接受与乳腺癌的相关治疗，请不要练习此体式。在后弯体式练习之后，或者在月经期间，请跳过第一阶段的练习，直接进行第二阶段 b 的练习；也可以使用 1 个抱枕或 1 把瑜伽椅来练习加强背部伸展式。

新妈妈们请注意：等待分娩 4 个月后再开始练习加强背部伸展式。如果背部受伤、椎间盘突出或已怀孕的话，在练习时不要前屈以及低头向下。

【辅具】瑜伽垫·瑜伽带·抱枕·瑜伽椅·毯子

我们将分两个阶段来练习加强背部伸展式：第一阶段和第二阶段 a 或第二阶段 b。

第一阶段：背部凹陷的加强背部伸展式

练习此体式时，上举双臂，从而活动了肩关节，让整条脊柱处于积极的伸展状态，同时促进了乳房区域的血液循环。以手杖式（图11）坐于瑜伽垫上，掌心相对，举起双臂到头部上方。伸直手肘，伸展手臂直至指尖。双臂前伸，双手抓握双脚的两侧（图24）。双肩向后绕、向下沉，转动手肘内侧，使之朝向天花板。将两侧坐骨稳定地压向地面，同时保持胸椎向前凹，肋骨两侧以及胸骨上提并延展。此时应该感到胸部是扩展而有空间的。拉长颈部，抬头向上看。保持头部放松。

如果接下来不进行低头向下的练习（第二阶段a），就可以退出体式，坐立起身。将双手高举过头顶，双肩、双肘、手腕和手指充分伸展，让双臂带动脊柱和肋骨两侧向上提。然后双臂落于身体两侧，回到手杖式。

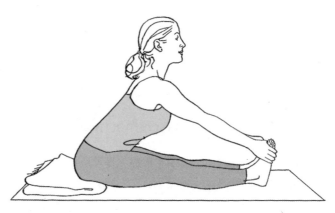

24. 第一阶段：背部凹陷的加强背部伸展式

第二阶段a：低头向下的加强背部伸展式（主动动作）

在背部凹陷的基础上继续练习，进入这个体式的第二阶段。练习者保持胸部的上提和脊柱前侧的延展，呼气时身体从髋部开始前屈。让腹部、胸部和头部靠向双腿。重新调整两侧大腿和髋骨，使之更牢固——将大腿肌肉向后收进腹股沟内，使两侧坐骨后移。肋骨的两侧用力（而非脊柱或腰间）使躯干再次上提一些，仿佛是要将它从双腿上"拔"出去一样。呼气时，前屈，并进一步向前拉伸躯干，使之靠近双脚，将头部放在小腿胫骨上。通过展开腋窝和双肩去进一步延展躯干，不要挤压乳房的两侧。弯曲双肘，使之向两侧展开，并将双肘抬至与肩同高（图24A）的位置。如果双手能够轻易地抓握双脚，就可以进一步深入：双手翻转，掌心远离双脚，用右手抓住左手腕。展开脚趾，扩展双脚的脚掌，用双脚去压双手。从尾骨开始，让整个躯干向前伸展。

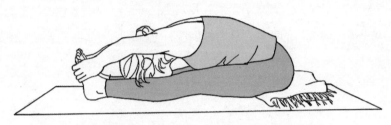

24A. 第二阶段 a：背部凹陷的加强背部伸展式（主动动作）

第二阶段 b：低头向下的加强背部伸展式（被动动作）

如果练习者刚练习完后弯体式或正处于月经期，练习时就跳过较活跃的步骤（第一阶段和第二阶段a）。第二阶段b是后弯体式的"解药"。这是一个关于臣服、康复与柔软的体式。

从手杖式开始，吸气，然后在呼气的同时，从髋部外侧开始前屈，用双手去碰触双脚的两侧。在此停留片刻并检查一下，确保前侧肋骨没有被挤压，从耻骨到喉咙拉长躯干的前侧，然后将头部放在双腿上（图24B）。

让呼吸帮助身体，进一步深入这个体式。伴随着每一次呼气，让腹部更靠向大腿一些，胸部更贴近膝关节一些，头部更趋向双脚一些。坐骨始终要稳固地压

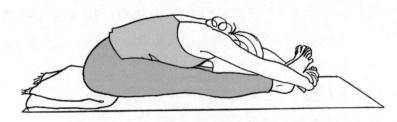

24B. 第二阶段 b：低头向下的加强背部伸展式（被动动作）

向地面，腰椎扩展并拉长。完全地放松眼睛、舌头和脸部肌肉。退出体式时，松开双手，吸气时回到手杖式。

▌使用瑜伽带的加强背部伸展式

如果练习者处于手杖式中或第一阶段的加强背部伸展式中，因手臂高举过头顶而使背部拱起来，或者双手无法触及双脚，可以在双脚上套 1 条瑜伽带（图24C）。双手抓住瑜伽带的两端，让脊柱内凹，上抬侧肋，从而最大限度地拉长身体的两侧。

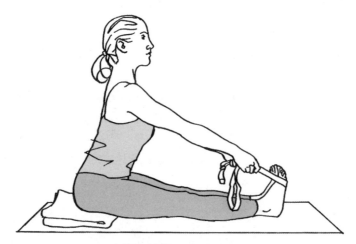

24C.使用瑜伽带的加强背部伸展式

▌使用毯子、抱枕或瑜伽椅的加强背部伸展式

如果练习者患有纤维肌瘤、卵巢囊肿，有输卵管堵塞或者月经不调等问题，请练习加强背部伸展式的这一变式（图24D）。此体式也可以缓解因压力过大而引起的头痛或偏头痛，使身体在乳房组织出现疾病的情况下更轻松地伸展，同时有助于为表面肌肤降温。如果身体超重或者头部不能轻易安放在小腿胫骨上，可以坐在 2 条或 2 条以上的折叠好的毯子上，并让双腿分开，与髋同宽。将 1 个抱枕或 1~2 条折叠好的毯子横放在小腿胫骨（将 1 块瑜伽砖放在双腿之间可

以固定住横向摆放的支撑物）或瑜伽椅上，然后，让头枕在支撑物（或瑜伽椅）的上方。

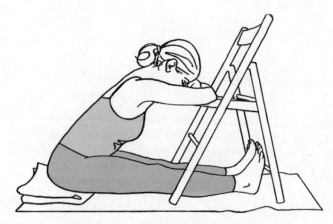

24D. 使用毯子、抱枕或瑜伽椅的加强背部伸展式

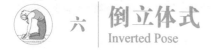

六 | 倒立体式
Inverted Pose

1. 肩倒立式（salamba sarvangasana）

稳定情绪 ▪ 帮助代谢系统和淋巴系统健康运作 ▪ 促进身体排毒 ▪ 提升免疫力
降低乳房纤维瘤化的风险 ▪ 增进肺部和心脏的活力 ▪ 缓解呼吸道疾病
平静神经系统 ▪ 预防乳房疾病

【注意事项】练习者在月经期间，以及颈部或背部受伤，或患有青光眼、高血压，有腹泻症状时，请不要练习此体式。如果练习者乳房受到感染或者正在接受乳腺癌治疗的话，请延迟练习肩倒立式。如果练习者患有经前期综合征或正处于哺乳期，请不要练习基本的肩倒立式，因为这些情况下有支撑的肩倒立式会更适合你。对于那些在怀孕前已将肩倒立式纳入常规体式练习序列的人，在怀孕的第一阶段（前 3 个月）是可以练习肩倒立式的。分娩 6 个月后，就可以恢复无支撑的肩倒立式练习。

【辅具】瑜伽垫 · 毯子 · 抱枕或瑜伽砖 · 瑜伽带 · 墙壁

练习肩倒立式（图 25）时，应先进入犁式（图 26）。将 3~4 条折叠好的毯子放在瑜伽垫上，使较平滑的一边与瑜伽垫的边缘齐平，把抱枕或瑜伽砖放置在毯子的后方。让身体在毯子上躺下来，使肩部离开毯子的边缘 2~5 厘米，臀部落于抱枕或瑜伽砖上。确保头部离开支撑物。

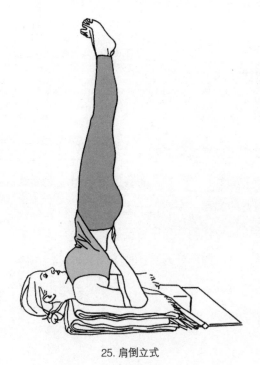

25. 肩倒立式

如果在练习时感觉头后部比较敏感，可以在头后部的下方放上一条薄薄的毯子。双臂向下按压毯子（手指朝向双脚的方向），使髋部和双腿向上、向后移动，然后双腿越过头部。双手立刻放在背部，并且移向肩胛骨以便支撑整个躯干。双脚脚趾着地，落于头顶部位的地板上，然后伸直双腿。双手手肘内移，靠向身体中心线。

依次抬起双腿，使身体从肩部至脚跟提起并垂直于地面。为了保持双腿和躯干的动态上提，可以不断地移动双肘，使之彼此靠近，而双手则向下靠近肩部。在非正位的肩倒立体式中，身体会在关节处弯曲——腿部前倾，骨盆后悬，胸部内凹。练习时如果身体的前侧有这样的"坍塌"现象，乳房和肺部将会受到挤压，呼吸会变得困难。

为了上提身体并为胸腔创造空间，可以让双手沿着背部进一步下移（朝向地面的方向），使肋骨后侧上提，离开地面。始终保持上臂稳定而坚实地压向毯子，上提肩胛骨的外缘，并将肩胛骨内收，收向胸部的两侧。如果在此体式中，你的上背部是向后凹陷的，不能与双肩的顶端保持垂直，就先将身体回落到地面，并再添加一条毯子。

将尾骨向骨盆内收，使骨盆刚好位于肩部正上方。伸直双腿，将髌骨收向头的方向。让两条大腿内旋，使之靠近彼此，从脚踝内侧开始伸展，直至腰椎也得到延展。放松下颚和喉咙，双眼平视前方——不要盯着天花板看！目光应该落于胸前。

退出肩倒立式时，先回到犁式（图 26）。然后，用双手支撑着背部，弯曲双腿并缓慢地下落身体——先使上背部着地，接着是中背部、下背部。当臀部落地时，将双脚放在地面上。使身体向后滑动，让肩部的顶端离开毯子，双腿向外伸展。在此稍作休息，然后进一步移动身体，远离支撑物，直至整个躯干躺在地面上。让身体转向右侧，坐起，进入手杖式（图11）。

使用瑜伽带的肩倒立式

当肩倒立式的练习已经非常熟练时，可以在练习时将1条瑜伽带套在双臂上（如图25所示）。这将帮助双手肘与肩部对齐，使练习者能够更强有力地上提背部。扣上瑜伽带，使之形成一个与肩同宽的圆环。坐在毯子上，先将一只手臂套进圆环中，使瑜伽带位于手肘上方。然后让身体躺在毯子以及瑜伽带松开的一端上。抬起上背部和骨盆，使之离开地面，将瑜伽带套入另一侧手臂。再次躺在毯子上，使躯干向上、向后，进入犁式，然后进入肩倒立式。从肩倒立式退出来之前，注意应先将瑜伽带从双臂上滑脱出来。

靠墙练习的肩倒立式

分娩2个月后，新妈妈们可以开始肩倒立式的练习。由于产后身体都会因分娩而变得虚弱，而且新妈妈们大多数都睡眠不足，如果练习者正处于哺乳期，这个练习会进一步消耗能量。所以应该在有辅具的支撑下练习肩倒立式，直至身体已恢复到有足够的力量去完成基本的肩倒立式。

也可以从这里进入犁式。将毯子放置于瑜伽垫的顶端，毯子平整的一面朝向室内，毯子粗糙的一面离墙壁约15厘米。身体

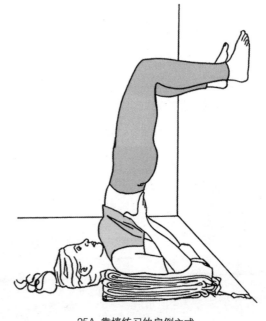

25A. 靠墙练习的肩倒立式

躺在毯子上，肩部离毯子平整的一面几厘米的距离，使头部落在地面上。弯曲双腿，将骨盆向上提，离开毯子，然后让双脚沿着墙壁往上移动。将双手放在背部，两侧上臂下压，将后侧肋骨向上提。双脚坚实地踩向墙壁，进一步上提骨盆、脊柱和胸部的两侧，使胸骨与地面垂直（图25A）。依次抬起双腿，进入双腿直立的姿势。稍作停留之后，让双脚重新回到墙面上，为下一次上抬积攒能量，同时可以再次调整身体，抬起骶骨，使之与耻骨齐平。退出体式时，使骨盆下落，身体向后滑动，直至骨盆离开毯子。将双腿交叉并安放在毯子上。交换双腿交叉的方向，在此放松休息几分钟，转向一侧，然后坐起来，进入手杖式。

2. 犁式（halasana）

缓解乳房肿胀、发炎和疼痛 ▪ 减轻支气管炎以及其他胸部和肺部的疾病程度
增强淋巴系统功能 ▪ 调节血压 ▪ 舒缓神经系统 ▪ 提升免疫力
舒缓情绪、使头脑平静 ▪ 缓解哺乳期女性乳头酸痛的症状

【注意事项】如果练习者正处于月经期，颈部或肩部受伤，或者患有青光眼、视网膜脱落、食管裂孔疝、偏头痛、因压力导致的头痛，请避免练习这一体式。如果正处于乳腺癌治疗的中期，请延后犁式的练习。孕妇在整个怀孕期间可以非常安全地练习双脚有支撑的体式，但前提是孕妇的身体有足够的能量保持脊柱直立（换句话说，就是不会挤压到胎儿）；并且在练习时应该先做有支撑的肩倒立式（图28），然后再进入犁式。

新妈妈们请注意：详见使用桌子的有支撑犁式中所提及的练习说明。

【辅具】瑜伽垫·毯子·瑜伽砖或抱枕·瑜伽椅

在练习开始前，需要花一点时间将犁式（图26）和肩倒立式（图25）的辅具布置妥当，这点很重要。叠置的毯子可以保护颈部（特别是对于那些颈部比较

僵硬的人），同时也可以防止下巴挤压进胸部。肩部下方的支撑也可以帮助上背部完成比平躺地面时更容易、更有力地上提。

　　将瑜伽垫对折。分别将 3 条毯子按瑜伽垫的宽度来折叠。将这些毯子整齐地叠置起来并放在瑜伽垫的一端，使所有毯子的折叠边缘都是平齐的。为了让练习者更容易进入体式（或从体式中退出来），可以将 1 块瑜伽砖或 1 个抱枕放在瑜伽垫上，紧靠在毯子的末端（如图 26A 所示），让臀部得到放松休息。

　　坐在瑜伽砖或抱枕上，身体仰卧在毯子上，肩部离毯子边缘 5~8 厘米。使头部后侧着地并放松。双臂放在身体两侧，掌心朝向地面。用两侧上臂坚实地压向毯子，使肩胛骨滑动并远离颈部。双膝弯曲并将其上抬至胸部上方，用双手支撑背部的同时，使髋部向上运动，直至躯干垂直于地面。将双脚脚趾落于头顶上方的地面上，并且伸直双腿。

　　从背上将双手松开，十指相扣，掌心相对（成拳状），双臂在身后伸展，远离头部。接着调整双肩的顶端：先将身体的重量移向左肩，将右肩收向下方，然后将身体的重量移向右肩并将左肩收向下方。使两肘向内收拢，彼此靠近，并且将两侧上臂的外侧坚实地压向地面。

　　松开相交的双手，再次弯曲双肘，将双手放在背上。但这次双手的位置要更向下，靠近肩胛骨。使后肋向上滑动，远离地面。将胸椎内收，以帮助胸部拓展，使脊柱和胸骨进入垂直状态。双手继续往下移动，以便上提胸部和腹部，并且延展整个躯干。上提耻骨，使之高于骶骨，这样可以避免挤压腹部、肺部和乳房。放松喉咙和下颚，让目光停留在胸部。

　　接下来，继续按照"有支撑的犁式"的有关说明进入肩倒

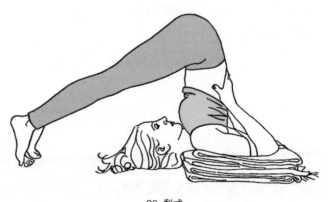

26. 犁式

立式的练习。退出犁式时，用双手托住背部，双腿弯曲，身体缓慢地下落。在这个过程中，先使上背部着地，然后是中背部和下背部。当臀部落在抱枕上时，将双脚也放回到地面。向后滑动身体，让肩部的顶端离开毯子，向外伸展双腿，停顿片刻。然后继续向身后滑动，直至整个躯干着地。将双腿交叉并在毯子上放松。更换双腿交叉的方式。在这里放松几分钟。身体转向右侧，用手臂托住头部和颈部，然后坐起来，进入手杖式（图11）。

▍使用瑜伽垫、毯子和瑜伽椅的犁式

许多初学者发现，在双腿不弯曲的情况下，她们的脚趾很难直接触碰地面。如果你也属于这种情况，那么在练习时就可以将双腿抬高，使之与脊柱形成一个直角。将瑜伽垫对半折叠。按瑜伽垫的宽度，分别将3条毯子折叠。将这些毯子整齐叠起来并放在瑜伽垫的顶端，而且要将边缘折叠整齐。将瑜伽椅摆放在距离毯子边缘约1米的位置上，瑜伽椅的正面朝着毯子的方向。为了让身体更轻易地进入体式，可以将1块瑜伽砖或1个抱枕放在瑜伽垫上，抵靠在毯子的末端。臀部可以在那里放松休息。

练习者坐在瑜伽砖或抱枕上，身体仰卧在毯子上，肩部离折叠好的毯子边缘2~8厘米。头后部着地。双臂放在身体两侧，掌心朝向地面。两侧上臂坚实地压向毯子，滑动肩胛骨并使之远离颈部。弯曲双膝并上抬至胸部上方，用双手支撑背部的同时，髋部向上运动，直至躯干垂直于地面。将双脚脚趾（不是双脚的前端）放置于瑜伽椅上，然后伸直双腿（图26A）。这样重复练习一段时间，当这个练习对你来说已经很容易的时候，可以逐渐降低双脚的高度。一开始可以将双脚放在抱枕上，随着脊柱变得更强健、腿筋进一步得到伸展，最终双脚可以放在地面上。

退出体式时，双臂向头后方伸展并抓握椅腿。让身体缓慢地滑动离开瑜伽椅，并下落身体。先使上背部着地，接着是中背部，再接下来是下背部。当臀部再次回到支撑物上时，使双脚落地。然后使身体向后滑动，让肩部的顶端离开毯子，向外伸展双腿，在这里可以放松几分钟。继而身体转向右侧，用手臂托住头

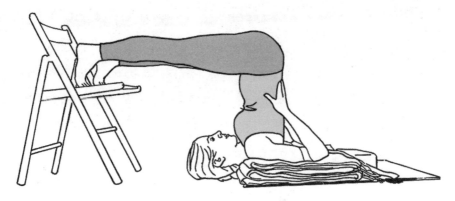

26A. 使用瑜伽垫、毯子和瑜伽椅的犁式

部和颈部，然后坐起来，进入手杖式。

3. 有支撑的犁式（ardha halasana）

消除腹部的紧张感 ▪ 放松乳房组织 ▪ 调节血压 ▪ 提升免疫力
改善肾上腺的功能让身体、大脑和各种感官完全放松并得到休息 ▪ 改善睡眠
缓解背痛 ▪ 防止偏头痛的发作 ▪ 缓解乳房的肿胀、发炎和疼痛

【注意事项】在双脚经历了一整天艰辛的劳作之后，你应该练习此体式。让心安顿下来，使身体焕发出新的活力，让自己重新变得精力充沛。如果练习者处于月经期、产后 6 个月内，或者有颈部、肩部的健康问题，又或者患有青光眼、视网膜脱落、食管裂孔疝等疾病，请不要练习此体式。

此体式在怀孕的前两个阶段（怀孕 1~6 个月内）都可以非常安全地练习。在怀孕的第三个阶段（怀孕 7~9 个月）时，为了避免压迫子宫，练习时双腿应该分开 15~20 厘米的距离。

新妈妈们请注意：有支撑的犁式这一体式的练习要等到婴儿满 10 个月左右才可以进行。

【辅具】瑜伽垫·瑜伽椅·瑜伽砖·抱枕·毯子·桌子

有支撑的犁式（图 27）的辅具的摆放与使用瑜伽椅的犁式相似，但是在有支撑的梨式中不是将脚趾放在瑜伽椅上，而是将大腿放在瑜伽椅上，让大腿被瑜伽椅支撑着。体式开始前，先将瑜伽椅摆放在距离毯子边缘几厘米的地方，并且朝向毯子的边缘。为了帮助身体更容易地移动进入体式（或从体式中退出来），可以将 1 块瑜伽砖或 1 个抱枕放在瑜伽垫上，抵靠在毯子的末端。臀部可以在这里放松休息。

抬高支撑物的高度可以避免腹部受到挤压：将 1 个抱枕（或 1~2 条折叠后的毯子，由脊柱的长度而定）横放在瑜伽椅上，身体向上移动，进入体式。让双腿依次穿过瑜伽椅。将大腿放在抱枕或毯子上，双脚略分开。让瑜伽椅朝着身体的方向滑动，使瑜伽椅的前腿接触毯子的边缘，使两侧大腿（而非双膝）受到完全的支撑。尽管有毯子的支撑，但颈部还是觉得有压迫感的话，那就应该再加 1 条毯子，使胸骨稍稍朝远离头部的方向移动，或者滑动双腿，使之离开瑜伽椅 2~5 厘米。将双臂放在瑜伽椅外侧的地面上，使之完全放松。将呼吸带入身体后侧，允许整个身体在此体式中休息下来。让眼睛和嘴巴周围的肌肉变得柔和，充分放松整个背部肌肉。可以用双手轻轻地移动头部，使之远离颈部，让喉咙的内壁变得柔软并靠向颈部的后侧。使呼吸变得平稳、流

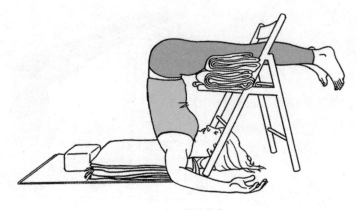

27. 有支撑的犁式

畅，让头脑变得平静、安宁。

退出体式时，双手握住瑜伽椅的前腿，并推开瑜伽椅，使之远离身体。与此同时，双腿依次离开瑜伽椅。缓慢地下落身体，先使上背部着地，接着是中背部和下背部。当臀部再次回到支撑物上时，让双脚落地。进一步向后滑动身体，直至骨盆着地。交叉双腿，将双腿放在毯子上，稍作停留。在这里休息几分钟之后，转身向右，进入手杖式（图11）。如果是从有支撑的肩倒立式（图28）进入此体式的话，则应该按原路返回——将双腿从瑜伽椅上放下来，双脚先放在瑜伽椅背上，然后滑落下来。此时先将双腿放在瑜伽椅上，放松几分钟，转身向右，进入手杖式（图11）。

使用桌子的有支撑的犁式

产后的练习者可以使用桌子来练习犁式（图27A），这个体式可以缓解乳头酸痛的症状并帮助腹部肌肉得到恢复。

当新妈妈们分娩后4~6周或者恶露已完全排净时，就可以开始按这种方式练习犁式了。也可以从这时候开始，持续练习使用桌子的有支撑的犁式，直到分娩后满10个月，或者腹部和骨盆肌肉已恢复原有的力量。练习时，也可以从靠墙的肩倒立式（图25A）进入此体式。当婴儿已满3个月时，练习者可以从有支撑的肩倒立式进入使用桌子的有支撑的犁式。

从靠墙的肩倒立式进入使用桌子的有支撑的犁式练习时，辅具的摆放与犁式的准备工作相同，但要另外在面前放1张桌子（或长凳），并且距离身体约3厘米。练习时，从靠墙的肩倒立式开始，依次将双腿落于头顶后方并放在桌子上，让

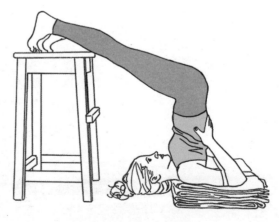

27A. 使用桌子的有支撑的犁式

双脚脚趾落在桌子上。用双手将肋骨后侧向上提拉，使之远离地面，直至脊柱垂直于地面，且双腿充分伸展。退出体式时，双腿向上先回到肩倒立式，然后双脚踩在墙上。缓慢地降低脊柱，使之落于地面上。滑动双肩，离开毯子。双腿交叉，在这里休息几分钟。然后转身向右，站立起身。

4. 有支撑的肩倒立式（salamba sarvangasana）

促进胸腔区域的血液循环 ■ 平静头脑 ■ 减缓心率
促进代谢系统和淋巴系统健康 ■ 预防乳房疾病 ■ 提升免疫力

【注意事项】如果练习者有高血压、青光眼、视网膜脱落、偏头痛、因压力而导致的头痛，或者正处于月经期，请不要练习这一体式。

我们极力推荐这一体式给准妈妈们，只要在练习时保持轻松、稳定的呼吸，就可以在整个怀孕期间练习有支撑的肩倒立式。

新妈妈们请注意：分娩后满 3 个月才可以开始（或恢复）练习此体式。接受乳腺癌治疗的人，要等到术后 3 个月才能开始尝试练习这一体式。若乳房出现感染，则需要延迟所有倒立体式（包括有支撑的肩倒立式）的练习。

【辅具】瑜伽垫 · 瑜伽椅 · 毯子 · 瑜伽带

练习有支撑的肩倒立式（图 28）时，肌肉无须过度用力。当身体得到支撑后，练习者可以在体式中停留足够长的时间，使此体式在神经系统和内分泌系统上发挥它的神奇魔力。在此体式中，练习者可以毫不费力地将肩胛骨上提（远离地面）并将肩胛骨推进背部。进一步帮助乳房组织朝倒置的方向舒展。

将 1 把瑜伽椅放在离墙 3 厘米的地方。将 1 条毯子对折放在椅腿边，这将给予头部柔软的支撑。将 2 条折叠成窄条的毯子放在对折的毯子上。将这 2 条窄条状的毯子的折叠边缘朝外，远离瑜伽椅。将1张折叠的瑜伽垫（或者更多的瑜伽垫，视练习者的身高而定）安放在椅面上，坐在瑜伽椅的一侧。双腿向上跨在椅背上。双腿的这一姿势可以帮助下压并稳定瑜伽椅，防止瑜伽椅歪倒。保持双腿的姿势不变，直

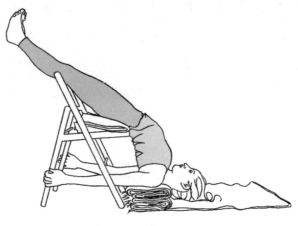

28. 有支撑的肩倒立式

至你可以完全控制住双肩和双臂。让头部和肩部向下滑落，靠近毯子。然后，双手下移去接近瑜伽椅的前腿，然后缓慢地向后弯曲手臂。将肩部的顶端（而非头顶）安放在折叠成窄条的毯子上。后脑勺放在最底层对折的毯子上。双手穿过瑜伽椅的前腿去抓握瑜伽椅的后腿。

当头部和双肩都已得到了支撑，依次伸直双腿，用双脚脚跟抵靠墙面。将双腿和双脚的内侧贴靠在一起。让骨盆抵靠在椅面边缘上，使其受到椅面的支撑。打开胸廓和乳房区域，依次抬起双肩，将其向身体下方卷曲。将两侧肩胛骨坚实地收进上背部，并展开胸骨，形成直立的姿势，让胸骨靠向下巴。从这里可以进入有支撑的犁式（图27）。

退出体式时，弯曲双膝，用双脚脚跟勾住椅背的上端。使身体朝头部方向滑动，远离瑜伽椅，直至骨盆落在折叠的毯子上。两侧小腿由椅面支撑住。将毯子从身体的下方移开，只使用1条毯子托住后脑勺。休息几分钟，让下背部在地面的支撑作用下充分舒展，放松腹部。然后转身向右侧，用左手将身体撑起。

▎使用瑜伽带并有人协助完成的肩倒立式

产后的练习者可以找他人来协助完成此体式。准备2条瑜伽带，让协助者将1条瑜伽带套在你的两条大腿的中部，另1条瑜伽带套在你的两个脚踝上。

5. 倒箭式（viparita karani）

减轻乳腺炎的症状 ■ *缓解乳房的疼痛* ■ *稳定激素水平，改善乳房健康问题*
放松 横膈，舒缓、平稳呼吸 ■ *缓解神经衰弱* ■ *减少压力* ■ *稳定血压*
帮助哺乳期妈妈们预防乳房僵硬和乳腺堵塞情况的发生

【注意事项】当身体处于倒置状态时，血液与激素可以更好地在体内循环，艾扬格大师在他的著作《瑜伽：全面健康之路》（*Yoga：The Way to Holistic Health*）中提到：任何因内分泌系统运行不畅而引发的乳房疾病，都能在练习倒立体式的过程中得到治疗。

需要注意的是，在月经期间不要练习倒立体式；有青光眼或视网膜脱落的人也请不要练习这一体式；如果正在接受乳腺癌治疗，请练习使用瑜伽椅的倒箭式。新妈妈可以练习将双腿放在瑜伽椅上的倒箭式。如果是刚分娩的女性，则要等待分娩后满 4~6 周（或恶露已经排除干净后）才能练习双腿向上的倒箭式。

【辅具】瑜伽垫·墙壁·毯子·抱枕·瑜伽椅

要想保持倒箭式（图 29）体式不变可以说是非常轻松的，但想要将这个练习达至完美需要技巧和不断的练习。将瑜伽垫短的一边抵靠墙壁放置，在瑜伽垫上铺 1 条毯子。将 1 个抱枕横放在瑜伽垫上，平行于墙壁且离墙 2~5 厘米。如果练习者的脊柱比较长，那就在抱枕上方放 1~2 条折叠好的毯子来抬高支撑物。

练习者面朝室内，跪坐在抱枕旁边（臀部坐在脚后跟上）。弯曲身体，从侧面滚过前臂，使臀部坐到抱枕上，然后逐一抬高双腿，使之靠在墙壁上。让大腿的后侧靠近墙壁，骨盆应该稍微离开抱枕，落于抱枕与墙面之间的空间上。调整整个身体，使之左右对称，确保抱枕的位置居中，让骨盆、腰椎和肋骨下端由抱枕支撑。让双脚正好位于臀部上方，使双肩与骨盆、腰部在一条直线上。

为了确保躯干上部平衡并且有充足的空间，逐一调整每一侧肩部，使肩胛骨向下滑动。请注意，要在肩部与耳朵之间创造出空间。让乳房从胸骨向着头部的

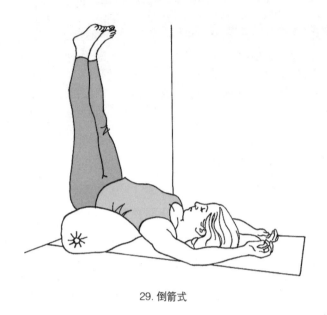

29. 倒箭式

方向偏离。双臂向两旁展开，掌心朝向天花板。闭上眼睛，平稳地呼吸。

在这个姿势中放松下来，让自己臣服于这种平静。放松整根脊柱，使下背部舒展开来。去感受头骨后方的柔软和扩展，让内心变得平静，放开头脑中那些纠缠不休的烦恼或恐惧。加深呼气，让自己安定于呼吸之中。

弯曲双腿，让两小腿胫骨相交，血压会随之下降。所以交叉双腿也可以成为缓慢退出体式的一部分。退出体式时，先弯曲双膝，交叉双腿，使之靠在墙面上放松片刻。然后变换双腿交叉的方式。松开交叉的双腿，双脚踩着墙面，然后缓慢地朝后方滑动身体，使整个躯干都躺在地面上。再次交叉双腿，这次将交叉的双腿放在支撑物（抱枕）上。再次变换双腿交叉的方向。在此休息几分钟，然后转向右侧。左手按压地面，坐起来。转向一侧，缓慢地起身坐立，最后再抬起头部，让自己保持在刚才练习时的平静之中。

▍使用瑜伽椅的倒箭式

新妈妈、处于妊娠第一阶段和第三阶段的孕妇，应该选择使用瑜伽椅的倒箭式（图29A）。瑜伽椅的支撑，确保了腹部不用负担或只负担极少的身体重量，如此一来营造出一个柔软且充足的腹部空间。这不仅有益于孕妇产前的健康，同时也有利于其产后身体的恢复。

那些正接受乳腺癌的化疗或放疗的练习者，可以从这一无压力的倒箭式变式中获得相应的效果。倒箭式可以刺激胃口，对孕妇和正经历化疗或放疗的患者均有益，因为这类人群往往会因为恶心或呕吐而无法进食。在做使用瑜伽椅的倒箭式的时候，将瑜伽垫放在瑜伽椅腿的旁边，将 1 个抱枕或 1 摞毯子放在瑜伽垫上。面朝瑜伽椅坐在支撑物上，让双腿上抬，落于椅面。

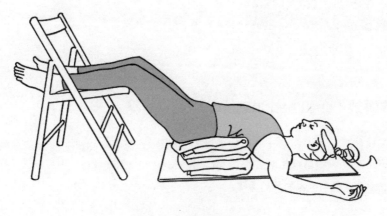

29A. 使用瑜伽椅的倒箭式

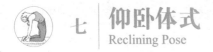

七 | 仰卧体式
Reclining Pose

1. 支撑桥式（setu bandhasana）

稳定情绪、消除抑郁 ▪ 平静头脑 ▪ 减轻腹泻 ▪ 缓解乳房的触痛 ▪ 减轻肺部感染
提升免疫力 ▪ 帮助哺乳期妈妈预防乳房僵硬和乳腺堵塞情况的产生
平衡激素，提高分泌乳汁的品质

【注意事项】如果练习者被诊断患有椎间盘疾病，练习时要确保下背部完全伸展。当从坐姿转入仰卧在抱枕上的姿势时要特别谨慎，练习者应该将臀部向双膝的方向伸展。这样可以拉长骶骨，使之远离腰部。正在接受乳腺癌治疗的练习者，练习时可以使用折叠成窄条的毯子，以降低支撑物的高度。如果练习者处于化疗或放疗结束后的状态，可以用抱枕或堆得高一些的、折叠成窄条的毯子来练习支撑桥式，以此来检测练习者是否可以适应更高的高度。练习时，务必在每一侧手臂下方都摆放上折叠好的毯子，这样可以让手术部位不必承受压力。

新妈妈们请注意：请等到婴儿满 6~7 周后（或者恶露完全排净）再练习这一体式。

【辅具】瑜伽垫·抱枕·墙壁·毯子·木砖·瑜伽带·厚书

此体式有助于活化上背部和双肩、舒展胸部、扩展胸腔的容量，也可以为气息的流动创造空间，使空气在心脏、肺部和乳房之间自由流动。练习者可以把支撑桥式（图 30）作为调息法的准备练习；也可以将这个体式作为放松休息的体式放在一个消耗较大的体式的练习的结尾部分，或者作为一套恢复生命活力的体式序列的组成部分。

进入支撑桥式练习时，先将 1 个抱枕放在地面，使之与墙面垂直，离墙约 45 厘米。注意不要使用瑜伽垫，因为瑜伽垫不利于身体"滑入"或"滑出"体式。如果练习者的脊柱较长或者抱枕非常扁平，可以在抱枕上方放 1 条折叠好的毯子来增加支撑物的高度。将 1 块瑜伽砖竖起来抵靠墙壁放置，使其与抱枕的中心处于一条直线上。坐在抱枕的尾端，面朝墙壁。在两大腿的中间绑上瑜伽带，以确保大腿处于内旋的状态，这有助于帮助下腹部区域保持柔软。将身体向后倾，使躯干仰卧在抱枕上，让双肩的最顶端和后脑勺都落在地面上。双脚脚跟放在瑜伽砖上，使双脚脚心贴靠墙面。如果此时双膝仍旧是弯曲的，那就握住抱枕的两侧，使抱枕稍稍向外滑动远离墙壁，一直到双腿完全伸直。然后绕双肩向下，将双肩和头部后侧放在地面上。

用双手小心地调整头部，延展颈部的后侧，调整头部的位置，使头骨的中线和颈部中线在一条直线上。让喉咙朝地面方向沉落。以肩窝为支点向外旋转双臂。将双臂安放在地面上，稍微离开身体的两侧，掌心向上（朝向天花板）。让胸腔和躯干紧贴在抱枕两侧。练习者可能会感到乳房和乳头有朝着胸骨和上肋骨的方向稍稍收紧的感觉。这时练习者要轻柔而均匀地呼吸，放松面部肌肉、舌头和双眼。

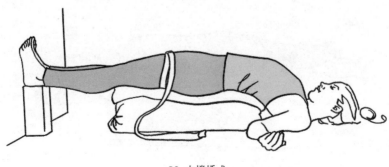

30. 支撑桥式

退出体式时，弯曲双膝，双脚踩在抱枕两侧的地面上。抬起骨盆并将抱枕挪走，然后让骨盆回落到地面上。松开瑜伽带。双腿交叉并置于抱枕上方。让背部下方舒展地下落在地面上。在这里休息片刻。转身向右，左手推地，坐起来。使身体先起来，最后再抬起头部。

▌使用折叠成窄条的毯子的桥式

安住在被动体式中，从而使身心得到完全放松，对于乳腺癌患者的手术后康复有极大的帮助。将这一桥式的变式（图 30A）与仰卧束角式、仰卧简易坐以及摊尸式（所有这些体式中，身体都是躺在一个低矮的支撑物上方）结合起来练习，可以帮助练习者尽早地恢复肩部、胸腔和上臂的活动能力，进而使身体全面康复。

温馨提示：不要花太长时间在低矮的支撑物上练习那些仰卧体式，应尝试使用高一些的支撑物来检验自己的身体是否可以胜任更具活力的伸展体式。

乳腺癌手术后 2~3 周的练习者，可以将 2 条折叠成窄条的毯子叠放在一起。将叠放好的毯子沿着瑜伽垫的中线放置。把 1 块瑜伽砖平放在墙边，并使瑜伽砖和毯子在一条直线上。身体坐在毯子的末端。在两条大腿上和两脚上各绑上 1 条瑜伽带。身体后倾，仰卧在毯子上，让双肩的顶端和后脑勺着地，将双脚放在瑜伽砖上。

用双手调整头部的位置，使头骨后侧的中线安放在地面上。双手叠放在腹部。练习者做了必要的准备之后，可以将双臂向两侧展开，放在折叠成较薄的毯子上（要比垫在身体下的毯子的厚度略微薄一些）。手臂的位置要稍稍远离身体的两侧，掌心向上（朝向天花板），将两侧上臂以肩窝为支点外旋。

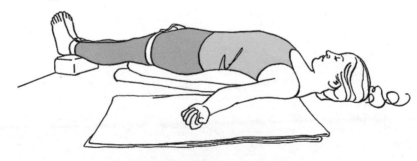

30A. 使用折叠成窄条的毯子的桥式

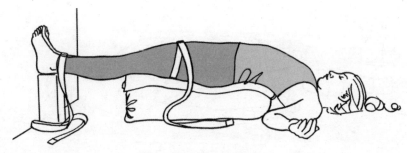

30B. 使用瑜伽带的桥式

使用瑜伽带的桥式

练习者如果正处于产后康复期，那么双腿的正位可以帮助腹部器官复位，并且使肌肉变得强健。练习者可以将1条瑜伽带套在两条大腿的中部，再用1条瑜伽带套在双脚脚踝上（图30B）

使用瑜伽带和瑜伽砖的桥式

妊娠第一阶段（前3个月）的练习可以很轻松地完成，双脚分开（约与髋部同宽），分别放在两块瑜伽砖上。准备2条瑜伽带，将1条瑜伽带套在两条大腿的中部，另1条瑜伽带套在两个大脚趾上以防双脚向外倾斜（图30C）。随着孕期的增长，子宫变得沉重，练习时要将双腿之间的距离拉大一些（约60厘米）并增加瑜伽砖的高度（图30D），最高可达到5本书的高度。

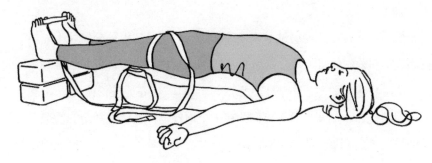

30C. 使用瑜伽带和瑜伽砖的支撑桥式（妊娠第一阶段）

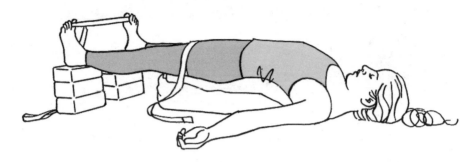

30D. 使用瑜伽带和瑜伽砖的支撑桥式（妊娠第二阶段和第三阶段）

2. 仰卧束角式（supta baddha konasana）

打开胸部、双肩和髋关节 ▪ 改善胸部和骨盆区域的血液循环 ▪ 缓解乳房组织的炎症和疼痛舒展、放松肺部 ▪ 维持腹股沟和腋窝处淋巴结的最佳工作状态使腹部变得柔软、放松 ▪ 缓解哺乳期妈妈的乳房胀痛并恢复身心的能量

【注意事项】如果练习者下背部受伤或患有持续的下背部疼痛症状，可以让身体从抱枕上滑落，只让胸部（而非下背部）被抱枕支撑着。在乳腺癌手术后应该尽快练习使用毯子折叠成窄条的仰卧束角式。低矮的支撑物可以确保身体的伤口安全地愈合，而且肩部和胸部在恢复的初期也不会因过度伸展而影响伤口的恢复。随着不断地练习，可以尝试将支撑物转换成抱枕（或者更高一些的毯子），不用担心高度，这会帮你检测出你的身体是否已经准备好应对较高的支撑物。无论用哪一种支撑方式，都应试着在每一侧手臂下方放上折叠的毯子，这样就不会给伤口带来压力。抱枕（或更高的支撑物）可以使腹部器官更舒展、更放松，特别是在此体式中。

新妈妈不应该在分娩后过早恢复瑜伽练习。至少要等到分娩后 1~6 周，以确保自己获得充分的休息。从分娩后直至恶露排空这段时间，可以结合有意识的呼吸，以及通过延长呼气与吸气的方式来练习此体式或其他放松体式。

练习者在怀孕期间，只有当仰卧在 1 个抱枕上并且感觉舒适的情况下，才能练习仰卧束角式（随着孕周的增加，可能需要将辅具抬高一些，例如躺在两个抱枕上或在确保安全的情况下靠坐在瑜伽椅上）。

【辅具】瑜伽垫·抱枕·毯子·瑜伽带·沙袋·瑜伽砖

　　开始练习仰卧束角式（图31）时，将1个抱枕沿着瑜伽垫的中心线摆放，并将1~2条毯子放在抱枕的顶端来支撑头部。将2条毯子卷成紧实的圆筒状，为稍后的体式练习做准备。以手杖式（图11）坐立，让毯子和抱枕位于身体的后侧，两脚心相对。

　　用1条瑜伽带来固定双脚——打开瑜伽带，形成一个足够大的圆环，穿过肩部和躯干。将圆环的前侧穿过大腿，放到双脚脚踝的外侧、双脚的下方。将圆环的后侧滑到髋部的后侧并让它落在骶骨上（而非腰椎的位置）。将双脚跟收向骨盆，然后收紧瑜伽带。让大腿展开，双膝落向两侧。如果髋关节较僵硬而导致骨盆区域和大腿紧张的话，可以将卷成紧实的圆筒状的毯子分别放于双腿膝关节下方，放松腹股沟以及缓解大腿内侧的肌肉。

　　双手指尖着地，用力按压身体两侧的地板。通过上提胸部，使之远离下侧躯干，从而最大限度地扩展胸部的空间。向后下方绕肩，并将锁骨向两侧滑动。保持脊柱和躯干的活力与上提状态，以双肘为支点将身体后仰。向下按压两侧前

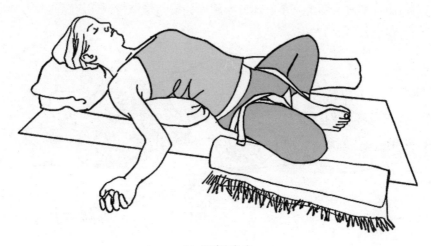

31. 仰卧束角式

臂，身体后弯并落在抱枕上。抬起臀部，让臀部肌肉和尾骨朝双脚方向延展，然后让骨盆重新回到地面上。

　　保持体式时，如果下巴高于前额，喉咙会变得紧张，且大脑会受到打扰。所以要确保头部居中并且有所支撑，不要让头偏向一侧或后仰。因此，首先要检查头部和颈部是否完全被毯子支撑住，有没有滑落到肩部的下方；然后，用双手从两旁托住头部，将颈部拉长，让其稍稍远离肩部，脸略微下倾，朝向胸骨。

　　为了创造肋骨间的空间并延展躯干、乳房和肺的前侧，将双臂向头后方伸展，并从两手肘处弯曲互抱 1~2 分钟，然后交换手肘互抱的方向。为了让胸腔两侧舒展并且扩展乳头周围的区域，将双臂放在身体两侧的地板上，绕肩向后，并使双肩远离双耳。为了使仰卧体式发挥功效，练习者必须有一种接纳、臣服的态度。让身体在支撑物上安顿下来，1~2 分钟后背部任何细微的不适都将消失。双眼变得柔和，放松下颌骨，舌头变得松软并轻轻地回到下颚休息，放松喉咙。让肋骨、胸部和锁骨向外打开。现在是让身体完全休息的时刻，让它保持接纳、安静、稳定的状态，不需要做出任何动作。注意，要让整个身体变得柔软，使气息能够顺畅地流动。放下所有的期待，比如想要获得更深度的伸展，抑或实现忙碌生活中各种宏伟目标的种种期待。培养满足感和感恩心，让自己处于平静之中。

　　退出体式时，双手向下按压并坐起来。解开瑜伽带，让双腿向前方伸展。

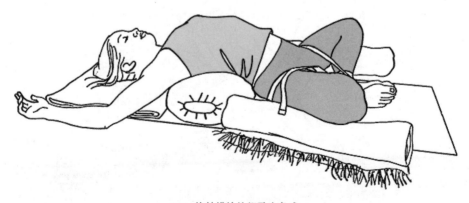

31A. 抱枕横放的仰卧束角式

▌抱枕横放的仰卧束角式

将1个抱枕横放在瑜伽垫上，用瑜伽带固定住双脚（方法同上）。身体向后仰，躺在抱枕上，将双肩和头部放在1条提前折叠好的毯子上（图31A）。然后，尽最大可能去伸展躯干，使之到达抱枕的另一侧，让肋骨、肺部和乳房充分地扩展。如果双肩无法碰触地面，可以在头部下方放1条折叠好的毯子。这一体式可以拉伸和扩张肋骨的前侧、乳房、横膈，使腹部向外舒展。这一体式能为新妈妈和哺乳期的妈妈带来平静。

▌使用折叠成窄条的毯子的仰卧束角式

仰卧束角式的这一变式（图31B）能够平静和"冷却"身体系统，对愈合中的乳房或腋窝组织不会造成压力，实际上疗愈的过程正是从这里开启的。将2条折叠成窄条的毯子沿着瑜伽垫的中心线依次呈"阶梯状"（也就是说，边缘并非完全齐平）摆放。再将1条折叠得足够小的毯子放在抱枕的顶端来支撑头部。练习者先以束角式坐好，将毯子堆在身体后侧，接着向后仰卧在毯子上，使脊柱准确地安放在毯子的中心线上。

随着不断地练习，当双肩的灵活性逐渐恢复、胸部的僵硬感也大大降低时，

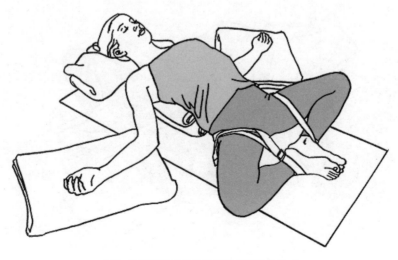

31B. 使用折叠成窄条的毯子的仰卧束角式

可以通过添加毯子的方式提高难度，直到最终可以用 1 个抱枕的高度来建立背部的支撑。刚开始时，若手臂或肩部活动范围受限，可以用厚度较薄的毯子（稍微低于折叠成窄条的毯子）来支撑上臂。十指交叉，将双手放在腹部。逐渐地将双臂伸直，两侧都用折叠成厚度较薄的毯子来支撑（即使有一侧手臂活动不便）。开始时，让双臂靠近胸部的两侧。随着时间的推移，胸部的僵硬感逐步消减后，可以将双臂进一步移向外侧。向外旋转上臂，并从肘部向外伸展。完全放松双手。有可能的话，找一位可以帮助你的人将沙包（或其他有重量的袋子）放在双手上以便手掌保持敞开，消除僵硬感。当手处于放松、敞开的状态时，腋窝周围淋巴液的流动相应地也会变得顺畅。

退出体式时，抬起并且并拢双膝。解开瑜伽带，将身体转向对你而言轻松舒适的一侧，然后起身坐立。

▎使用瑜伽砖的仰卧束角式

新妈妈或哺乳期妈妈在练习时，为帮助腹部保持柔软和放松，可以先将辅

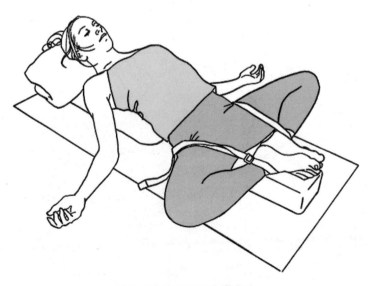

31C. 使用瑜伽砖的仰卧束角式

具按仰卧束角式那样摆放，然后将 1 块瑜伽砖（或厚毯子）放在双脚下方（图 31C）。

3. 仰卧简易式（supta swastikasana）

消除胸部和肩部的僵硬感 ▪ 改善胸腔的血液循环 ▪ 缓解乳房组织的炎症和乳房胀痛
扩展并放松肺部 ▪ 提高髋关节的灵活度 ▪ 恢复身心的能量 ▪ 稳定情绪
使骨盆的活动变得灵活与自由 ▪ 放松甲状腺

【注意事项】练习者在乳腺癌手术完成一段时间后就可以练习仰卧简易式。在孕期，只有当练习者仰卧在地面（或抱枕）上感觉舒适时才能练习仰卧简易式。随着孕周的增加，练习者可能需要一些辅具的支撑，比如使用两个抱枕或某些情况下倚靠着瑜伽椅坐起来。

新妈妈们请注意：在分娩后满 6~7 周或者恶露完全排净后才能进行此体式的练习。

【辅具】瑜伽垫·抱枕·毯子

将 1 个抱枕沿着瑜伽垫的中心线放置，并在抱枕的顶端放上 1 条或 1 条以上的毯子来支撑头部。以手杖式（图 11）坐立，毯子和抱枕都处于身体后侧。先进入简易坐（图 13），双手指尖着地，用力按压身体两侧的地面。上提胸部使之远离下侧躯干，将双肩向后绕、向下沉，使锁骨向两侧延展。保持脊柱和躯干的活力以及上提状态，以双肘为支撑点将身体向后倾，前臂下压，仰卧在抱枕上。双手抓握瑜伽垫两侧。肩胛骨放松，（向下）远离耳朵，抬起胸骨和胸部。头部居中并且保证它是被支撑着的，确保它没有转向任何一侧，也没有后仰而远离胸部。首先，检查一下毯子是否完全支撑住头颈部位，有没有滑落到肩部下方。然后双手从两旁托住头部，缓慢地延展颈部，使之稍稍远离肩部。脸略微下倾、朝向胸骨，喉咙变得柔软。为了创造前侧肋骨与乳房组织的空间，可以将双臂向头后方伸展并互抱手肘。1~2分钟以后，交换手肘互抱的方向。将手臂安放在身体两侧的地板上，以此来扩展胸腔以及让乳头区域纵向展开，与此同时，以肩窝为支点使双臂向外转动，让肩胛骨远离耳朵。掌心朝上（朝向天花板）。让整个躯干固定在支撑物上。让呼吸变得柔和、安静（图 32）。

下压双肘和双手，起身坐立。双腿向前伸展，以手杖式坐立。交换双腿的位置，完成相同的体式。退出体式时，抬起并靠拢双膝。身体转向对你而言轻松舒适的一侧，让膝盖靠近胸部，然后起身坐立。

▌使用折叠成窄条的毯子的仰卧简易式

如果练习者膝关节疼痛或髋部僵硬，练习时可以用折叠成窄条状的毯子来支撑双腿。

▌使用折叠成窄条的毯子或抱枕的仰卧简易式

这一仰卧简易式的变式（图 32A）可以让身体平静下来，并且不会对术后愈合中的乳房组织或腋窝组织造成压力。实际上，疗愈的过程正从这里开启。较低矮的支撑物确保了伤口在愈合的过程中不会受到干扰，也保证了双肩和胸部在未

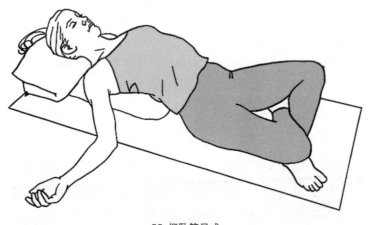

32. 仰卧简易式

准备好之前不会被强迫打开。这样练习约1周左右，可以使用抱枕（或厚毯子）作为支撑物来继续练习此体式。在练习中要检测一下身体可否应对这额外的高度，以确保自己不会受伤。这两种摆放方式都可以尝试一下，无论用哪种支撑，在练习时都要使用折叠的毯子支撑每一侧的手臂以避免压迫到手术留下的伤口。抱枕（或高一些的支撑物）可以给腹部器官带来更多的舒张感与放松感。

将2条折叠成窄条的毯子沿着瑜伽垫的中心线，按照"阶梯状"（也就是说毯子的边缘并非完全齐平）摆放。将第3条折叠成足够大小的毯子放在窄条的毯子的顶端来支撑头颈部位。以简易式坐好，把毯子放在身体后侧。

身体向后，仰卧在毯子上，将脊柱安放在毯子的中心线上。随着不断地练习，当双肩的灵活性逐渐恢复，胸部的僵硬感消退时，可以通过添加毯子的方式（直到最终可以用抱枕的高度）来建立背部的支撑。刚开始时，若手臂或肩部的活动范围受限，可以使用折叠的毯子支撑上臂。十指相交，双手安放在腹部。逐渐地将双臂伸直，两侧手臂都用薄毯子支撑住（即使有一侧手臂活动不便）。慢慢地让双臂靠近胸部的两侧。随着时间的推移，当胸部的僵硬感逐渐消退时，可以将双臂进一步向外伸展。向外旋转上臂，从肘部开始向外伸展。完全放松双手。有可能的话，找一位可以帮助你的人将沙包（或其他有重量的袋子）放在双手上以便手掌保持敞开。当手处于放松、敞开的状态时，腋窝周围淋巴液的流动

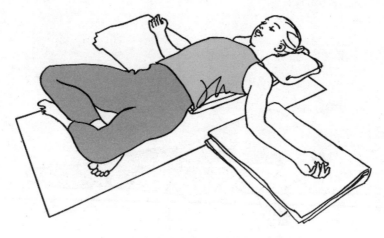

32A. 使用折叠成窄条的毯子或抱枕的仰卧简易式

也会相应地顺畅。

退出体式时，抬起并靠拢双膝。转动身体，将身体转向对你而言轻松舒适的一侧，将双膝收向胸口，起身坐立。

4. 摊尸式（savasana）

缓解压力并为身体"充电" ▪ 缓解胸部和乳房软组织的发炎症状

使呼吸更深长、更顺畅 ▪ 缓解哺乳期妈妈的乳房胀痛感 ▪ 减轻胸部和肩部的僵硬感

【注意事项】在乳腺癌手术之后，练习者可以使用折叠成窄条的毯子练习摊尸式。在这个体式中，利用较平的支撑物可以确保手术伤口在愈合的过程中不受影响，双肩和胸部也不会在未准备好之前被强迫打开。练习一段时间后，可以放心尝试使用抱枕（或者叠得厚一些的窄条的毯子）作为支撑物。无论使用哪种辅具，都应该在每一侧手臂下方放置折叠好的毯子（可以稍低于抱枕），这样就不会压迫到手术后留下的伤口。抱枕（或较高的支撑物）可以给腹部器官更多的伸展空间，使之得到深度的放松。

新妈妈在产后一周后就可以开始仰卧束角式和摊尸式的练习了。如果时间允许，每天练习两次，并有意识地延长呼气和吸气，这将有助于保持乳汁的充分供给以及产妇的身体健康。

【辅具】瑜伽垫·抱枕·毯子·沙包

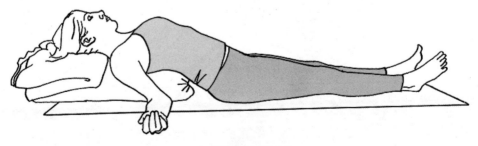

33. 使用抱枕的摊尸式

摊尸式可以扩展胸部，为淋巴液在乳房区域的自由流动创造空间。本书提供了四种方式来练习此体式：使用抱枕的摊尸式、使用折叠成窄条的毯子的摊尸式、平躺地面的摊尸式以及侧身躺卧的摊尸式。无论用哪种方式练习，都可以用一个横放的抱枕来支撑两个膝关节。这样不仅可以使腹部和下背部变得柔软，还可以使整个身体得到充分放松。另外，在练习摊尸式时，可以将灯光调暗，摘下佩饰，关闭手机以及所有会发出声音的设备。

▌ 使用抱枕的摊尸式

如图摆放辅具（图33），将1个抱枕沿瑜伽垫的中心线摆放，并放于垫子的上方。将1条折叠好的毯子放在抱枕的顶端来支撑头部。坐在瑜伽垫上，背对抱枕，双腿弯曲，双脚平放在地面上。双肘撑地，让身体向后靠，使脊柱落在抱枕上。调整毯子的位置，使之位于头颈的正下方，并且刚好支撑住双肩。依次向外伸直双腿。如果身体向一侧倾斜，我们的觉知也会受到干扰，只能停留在身体的表层。因此，练习时应该花一些时间来保持身体的对称性——保持胸腔、臀部、腿部和脚跟的对称，并确保两侧承重是相同的。抓住瑜伽垫的两侧，让肩部向下滑落，远离耳朵。

女性的胸腔内侧肌肉比男性的更富有弹性，但女性胸腔的容积要小些。这就导致女性吸气时必须要付出更多的努力。在仰卧体式中，胸部在抱枕的支撑下舒展开来，这有助于气息进入肋腔，使肺部更容易扩张。将两侧肩胛骨由背部向下滑动。提起前侧肋骨，但注意不要耸肩。这样一来，你的乳房区域将获得更多的空间，也使得位于乳房下方的两条肋骨间的肌肉纤维得到伸展。最后用双手来调整头部，使头骨底部的正中央靠在毯子上。

双手舒适地向外伸展，在两侧上臂与胸部两侧、腋窝区域会形成一个空间。双肘的位置要低于双肩。将两侧上臂外旋，并且转动掌心向上（朝向天花板）。完全地放松双手。让乳房区域的组织沿着前侧肋骨向两侧松开，并且让身体上所有的关节，甚至是头骨后侧也充分放松下来。释放双脚的脚心和脚踝上的紧张感。放松腹部，让所有精神上的紧张转移到胸部，在那里它们可以被转化为纯净的能量。舒展从发际至双眉的前额皮肤。展开眉心，让眉毛从中央向两侧展开。放松双耳内侧和下颌，聆听内在的声音。放松舌头，使之变得松软。最后，停止对身体做任何的调整，将感官从外部世界收摄回来。观察呼吸的自然节奏。让大脑的智性全然地臣服于内心永恒的智慧，安住于内在的平静。

练习结束时，不要急于回归到日常事务中。当你感觉准备好后，深深地吸气与呼气。然后弯曲双臂和双腿，转向身体的右侧，离开抱枕，将双膝收向胸前。用弯曲的手肘拥抱头部或者让头部在毯子上放松休息，使能量进一步内收，在此停留片刻。让头部靠向胸口，向内在致敬，之后用左手推起身体。最后将头部抬起。

▎使用折叠成窄条的毯子的摊尸式

乳腺癌往往会导致患者的手臂、肩部和胸部的活动受限或者产生麻木感。这一体式的辅具摆设（图 33A）会给予身体一种适当的支撑，可以帮助恢复手术区域的灵活性以及敏锐性。

将 2 条折叠成窄条的毯子，以"阶梯状"（也就是说毯子的边缘不是齐平的，

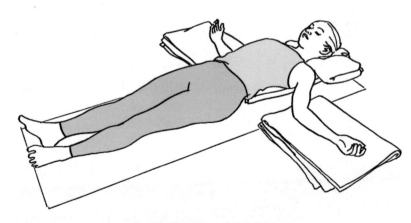

33A. 使用折叠成窄条的毯子的摊尸式

上面的那条毯子比下方的那条毯子后退几厘米放置）沿着瑜伽垫的中心线放置。将1条折叠好的毯子放在上面毯子的顶端来支撑头部。

沿着毯子躺下，将脊柱安放在瑜伽垫的中心线上。随着肩部、手臂和胸部柔韧性的逐渐恢复，可以尝试通过增加支撑物的高度的方式来添加第3条折叠成窄条的毯子，直至最终可以用1个抱枕。然而，当手臂和肩部活动不便时，可以用1条折叠好的毯子（其厚度稍稍低于毯子堆的高度）来支撑两侧上臂，然后十指相交，安放在腹部。准备好后，可以伸直双臂，让两侧手臂都被折叠好的毯子支撑住（即使只有一侧手臂受手术的影响）。开始时双臂靠近胸部的两侧。经过一段时间的练习，开始感觉胸部区域更"轻松自如"了，就可以逐渐将手臂向外伸展一些，直至完全放松双手。如果可能的话，找一位辅助者将沙包（或其他有重量的袋子）分别放在双手上。退出体式时，身体转向感觉舒适的一侧，并离开毯子堆，然后缓慢起身坐立。

▌平躺地面的摊尸式

这一体式（图33B）能起到过渡作用，是连接瑜伽和日常生活的一座桥梁。练习者可以将这一体式作为一个瑜伽练习序列的结尾部分。它会让瑜伽练习融入内在，既可以确保不给练习者带来疲劳感，又可以使练习者感到冷静、平和、专注。

将1条折叠好的毯子放在瑜伽垫上、头部所在的那端。双膝弯曲，双脚着地，坐在瑜伽垫上。以前臂为支点，身体向后靠，并沿着瑜伽垫的中心线躺下来，让头部枕在毯子上。将骨盆抬起并离开地面，用双手将臀部肌肉从腰间往下方推，

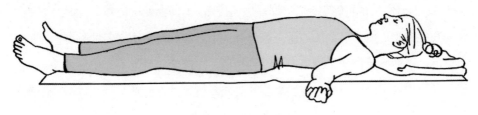

33B. 平躺地面的摊尸式

然后再次让骨盆落回地面。缓慢地依次将双腿向外伸展，把它们放在地面上并靠近彼此。双手帮助头骨的底部远离颈部的后侧。确保头部处于正位，且双耳与双肩的距离是相等的。然后放松双臂，使之回落到地面，让双臂与躯干的中线所形成的夹角相等。以肩窝为支点向外转动两手臂，在转动手臂时，让双手从小手指至大拇指依次转动，让两肩胛骨均等地放在地面上。并且让双肩向后旋转，锁骨向两侧展开。为了让躯体安静下来，也为了让感官变得平静，要让舌头、嘴唇、下颌、前额（特别是眉心处）变得松软。让双眼向眼窝沉落，目光内收，使自己回到中心，即位于双乳之间的"灵魂处所"。注意力适当分散，不要聚集在一处。完全放下，在感觉舒适的状态下，进行缓慢、柔和、深长的吸气和呼气。

呼气时，使身体放松，沉落向地面。让身体保持静定不动，大脑保持放松、安静；然后，深深地吸气，让意识慢慢地向外放。

退出体式时，缓慢地向右侧转动身体。可以在这里躺着休息几分钟，让血压恢复正常状态，也让刚才的瑜伽练习深深地融入内在。起身时，用第一只手（左手）按住地板，让头部悬空。这会使颈部和下背部都得到伸展，而不会让大脑因急迫的行动而受到打扰。如果先抬头的话，就会影响到大脑的平静。所以应该最后再抬起头部，这有助于我们保持内心的平静。当然只有先将身体转向任意一侧时，才可以做到这点。

如果练习者正处于乳腺癌手术的康复期，可以从身体舒适的一侧起身。如果练习者的右侧乳房近期刚做完手术，躺在那一侧感到不适或者感到这一区域有压迫感的话，那就转向另一侧。

侧身躺卧的摊尸式

孕妇在怀孕期间（特别是孕期最后阶段），子宫会变得沉重，此时最好避免平躺在地面上，因为这会压迫到下腔静脉。下腔静脉是将下半身的静脉血带回到心脏的一条静脉干。如果这条血管受到挤压，可能会导致恶心、出汗或头晕等症状。如果出现了以上情况，需要立刻转身向左侧，并在此休息片刻以减轻静脉的压力。身体左侧躺卧，左腿沿着瑜伽垫向外伸展，右腿弯曲，将1个抱枕放在右大腿上，头部放在1条折叠好的毯子上。在此体式中停留，直至双腿的紧张感完全消失，让头脑和神经恢复平静。孕妇从仰卧体式中起身时，例如仰卧束角式（图31），应该先转身向左。因为在仰卧体式中，虽说孕妇的背部稍微受到了抱枕的支撑，但实际上主要还是背部在支撑身体的重量。

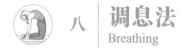

八 | **调息法**
Breathing

1. 有觉知的呼吸（pranayama preparation）

将意识带到胸部和肺部 ▪ *使呼吸变得均匀* ▪ *使头脑变得专注*
消除疲劳 ▪ *平静神经系统* ▪ *放松身体*

【注意事项】如果练习者有偏头痛、因压力引起的头痛或感冒等症状，请不要进行此体式的练习。练习调息法的最佳时间是早晨醒来之后，或者晚餐之前。如果你刚刚开始练习调息法，要允许身体逐渐地调整，并且感知呼吸时身体的微妙变化。在练习的初级阶段，10 分钟的调息练习就足够了。可以按照本书中提供的指导方法，缓慢而稳步地进入调息法练习。

【辅具】瑜伽垫·抱枕·毯子

在任何时候，只要你需要放松休息、舒缓情绪和镇定神经，都可以单独练习有觉知的呼吸。它也可以作为延长呼气与吸气练习的预备练习。

首先，以使用抱枕的摊尸式（图 33）或者使用折叠成窄条的毯子的摊尸式（图 33A）来开始。当感觉身心已经安顿好、头脑平静、意识专注时，开始观察气息轻柔地流进和流出身体。放开对身体的控制，当身体的紧张感逐渐消失时，呼吸会变得安静、柔和。不要刻意地延长呼吸，只要跟随它的自然节奏就好。在呼吸

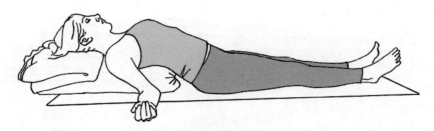

33. 使用抱枕的摊尸式

时，留意由胸部运动而带来的细微感受。允许肺部随着每一轮的呼气与吸气轻柔地、有节奏地高低起伏。当你越来越专注于呼吸时，你将会发现：呼吸会逐渐减慢且变得更加深沉，而肺部和胸部的扩展程度会增大。随着气息的流入和流出，让身心在这种简单、纯粹、自然的流动当中，全然放松下来。

如果你开始觉察到紧张感或感到已经练习了足够长的时间，就可以结束这一呼吸练习了。对每一个人来说，在某些天练习的时间可能会长一些，在某些天练习的时间可能会短一些，并且每次提示练习者该结束时的征兆可能都是不一样的。可能是发现杂念太多，难以专注，或者身体僵硬无法放松。

结束调息练习时，将抱枕或毯子移开，并用几分钟时间来练习平躺地面的摊尸式（图33B）。如果接下来要进行延长呼气与吸气练习的话，可以将平躺地面的摊尸式放在调息练习的结尾处进行练习。

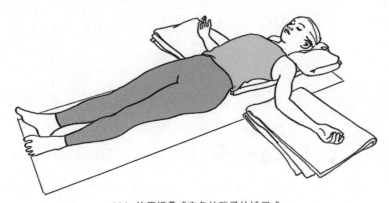

33A. 使用折叠成窄条的毯子的摊尸式

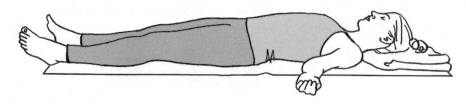

33B. 平躺地面的摊尸式

2. 喉式调息法（延长的呼气与吸气）(ujjayi pranayama)

加深呼吸的程度 ▪ 增加血液中的含氧量 ▪ 有助于乳汁的分泌 ▪ 清除血液中的毒素
为身体重新注入活力与能量 ▪ 刺激淋巴液的流动 ▪ 活化肺部和双乳及周围的组织
消除疲劳，为身体补充能量 ▪ 安抚神经 ▪ 改善循环系统功能

【注意事项】对女性来说至关重要的一点是，在任何的呼吸练习中都不要收紧甲状腺，因为收紧甲状腺可能会导致激素的不平衡。正确的练习应该是，在充盈与扩展肺部的同时，喉咙处没有任何压迫感。练习中，每当你感到达到极限时、感到疲劳时，或者这个练习对身体造成了干扰时，就应该及时停下来，回到有觉知的调息练习。始终保持身心放松，要知道调息不会因意志力的参与而产生更好的效果。吸气时，允许气流舒缓地流入肺部；呼气时，轻柔地让气流流出。不要带着遗憾，也不要对调息的结果有所期盼。如果练习者有心脏问题，请不要练习喉式调息法。如果练习者近期刚做过乳腺癌手术，也请暂时不要练习喉式呼吸法，应该等到身体可以进入使用抱枕的摊尸式时练习，再进行喉式调息法。

【辅具】瑜伽垫 · 抱枕 · 毯子

开始时，先进入使用抱枕的摊尸式（图 33 ）。用几分钟先练习有意识的呼吸。呼气时，轻柔地、完全地排空肺部的空气，并逐步地让呼吸变得深沉，然后开始观察和调整吸入肺部的空气量。无论是吸气还是呼气都应该是平滑、顺畅且长度均等的。练习时，如果发现左侧肺部比右侧充盈得更快或更容易些的话，就把觉知力更多地专注于不容易接纳空气的右侧肺部，反之亦然。吸气时，注意不要让腹部鼓起来或变得坚硬，不要让双眼受到打扰或使喉咙变得紧张。进行几个呼吸循环，逐步达到一种合适的呼吸节奏，并且让这种呼吸节奏持续下去。最小的目标是：至少吸气4秒，呼气4秒。

随着练习的深入，当肋间肌变得越发有弹性、双肺变得越发对空气有接纳度时，吸气的能力将会提升。仔细感受肺部扩张和收缩的过程所带来的身体的微妙变化。保持大脑处于被动、感官处于内收的状态。吸气时，不要将气息吸进喉咙，让气息只达至胸骨的中央即可。随着吸气，让双肺均匀地扩展，让气从双乳之间向心脏中心横向流动。在吸气与呼气之间自然形成1~2秒的屏息，允许空气轻柔地流入肺部的边缘。如果呼吸过快，就无法感受乳房之间的皮肤是如何伸展的，也无法体验空气是如何在肺部进行奇妙地旅行的。确保吸气是轻柔的，以便保持呼吸过程的高度敏感。呼气时，要小心地保持住胸部扩张后的形状，并尽可能地留住吸气时带入身体的能量。

当调息练习结束时，拿走身体下方的抱枕，平躺在地面上几分钟。退出体式时，按照摊尸式的相关指引进行。

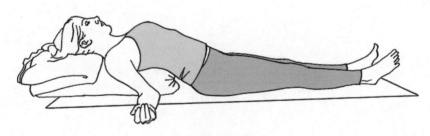

33. 使用抱枕的摊尸式

Part 4

瑜伽练习
PRACTICING YOGA

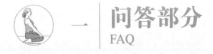

一 │ 问答部分
FAQ

以下是一些常见的问题，这些问题将带你开启瑜伽之旅。

❀ **在练习瑜伽之前，我是否应该咨询医生？**

如果你有健康问题或者不确定瑜伽是否适合自己，你可以向医生咨询。

❀ **我如何才能谨慎地练习瑜伽呢？**

首先，练习瑜伽时要遵循本书每一体式中的"注意事项"部分所指出的注意事项，不要强迫自己练习这些体式，并且在练习时不要屏息。我们越是多练习，就越能获得更好的体验，从而分辨出尖锐的疼痛感告诉我们要停止练习；而僵硬、迟钝和紧绷的感觉告诉我们要多点耐心或再深入一点。如果你有一段时间没有练习瑜伽，那么你就需要花费更长的时间进行热身。独自练习瑜伽时，最关键的是进入状态的过程宜慢不宜快。如果你只有一小时的练习时间，那就应该花一半的时间在进入状态上，接下来才能去练习那些更有活力的体式。引导自己的身心进入状态后，再以一些平静的体式（如婴儿式、下犬式或站立前屈式）来开始体式的练习。为了保证体式练习能真正作用于身体系统，在体式序列的结尾部分，我们应逐渐慢下来，然后在一段时间内保持安静，千万不要立刻一跃而起。

❀ 上瑜伽课和独自练习瑜伽各有什么好处?

上瑜伽课和独自练习瑜伽同等重要。瑜伽课非常有启发性,有能量的瑜伽课可以带领你快速进步;而独自练习瑜伽时,你可以按自己的节奏来安排练习,也可以根据自己的需要着重练习某些内容,还可以根据自身情况制订适合自己的瑜伽练习日程表来进行自我探索。

❀ 我应该多久练习一次瑜伽?

在一个星期内,如果你有 6 天时间在练习瑜伽,那么可以休息 1 天。如果你一整个星期都在练习瑜伽,那么你的进步会非常显著。我个人认为,1 周练习 1~2 次瑜伽是不够的,不过,在我们的生活中确实有些时候每周只能进行 1~2 次瑜伽练习。

❀ 练习瑜伽的最佳时间以及最佳地点是什么?

一天中的任何时间都可以练习瑜伽。有些人早上 4 点就起床练习瑜伽,因为那是他们从繁忙的日程中唯一可以挤出来的练习时间。但切记不要在缺乏睡眠的情况下进行瑜伽练习!

我们应该关注的并不是一天当中的哪个时间段适合练习瑜伽,而是应该使瑜伽练习适应你的生活节奏。例如,如果星期天早上是你练习瑜伽的时间,那么这段时间是非常神圣的,不要让任何事或任何人阻碍你的练习。你应该为自己创造一个安静的练习环境,因为安静的环境有助于瑜伽练习。

❀ 在练习瑜伽之前能吃东西吗?

丰盛的正餐与瑜伽练习之间要间隔 4 个小时。如果有需要的话,你可以在进行瑜伽练习前的两小时吃一些点心。然而对于某些人来说,即使少量的点心也会影响瑜伽练习。水果是最容易消化的食物,而且对身体系统的干扰最少,可以在瑜伽练习前适量食用。

❀ 练习瑜伽时应该如何着装?

居家练习瑜伽时,你可以穿任何舒适的服装,也可以把胸罩脱掉。在瑜伽课堂上,瑜伽教练需要观察学员的身体,以便进行指导,因此不要穿肥大的衣服。

❀ 练习时,应该在瑜伽体式上停留多长时间?

每一个体式的停留时间在下一章会有说明。你可以在体式中停留更长时间,也可以提早退出体式,这些都可以根据身体的感觉来决定。

❀ 我该如何用瑜伽为乳腺癌手术做术前准备,并且帮助术后的康复?

推荐使用具有冷却作用的体式序列来保存身体的能量。

❀ 手术后多久才可以开始练习瑜伽?

可以参考每个体式的"注意事项"这部分的内容。

❀ 练习本书所讲述的体式,需要用到哪些辅具?

1~2 张瑜伽垫

4 块瑜伽木砖或泡沫砖

2 条瑜伽带

3~6 条结实的毯子

1~2 把瑜伽椅(瑜伽椅可以使练习者钻进椅背并穿入其中)

1~3 个抱枕

1 条运动绷带(用作裹头巾)

2 个坐垫

2 个沙包

几本厚书

墙壁、柜子、桌子、床

❀ 练习时如何折叠瑜伽垫和毯子？

本书建议使用长度为 170 厘米的瑜伽垫，以及长约 208 厘米、宽约 160 厘米、厚度约为 0.2 厘米的羊毛毯子。

折叠成 4 层的瑜伽垫：先纵向对折，再横向对折。这样就可以将瑜伽垫折叠成 4 层了。

折叠成 8 层的瑜伽垫：先按瑜伽垫的宽度对折，然后再对折一次（现在垫子折叠成 4 层了）。再以同样的方式对折，如此一来瑜伽垫就可以被折叠成 8 层了。

折叠成长条的毯子：先将毯子打开，然后将毯子纵向对折一次，再横向对折一次。现在将折好的毯子纵向折成三段（一段折向上方，另一段折向下方），这样折叠后其宽度约为 18 厘米，这是最理想的毯子形状。练习时可以将折叠的毯子围绕在脚踝周围，也可以放在盘起的双腿下方。

折叠成窄条的毯子：首先将毯子打开，然后将毯子纵向对折一次，再横向折叠（向着宽边对折）三次。注意要折叠得很平整，使边缘很整齐。折叠后毯子的尺寸：长约 80 厘米、宽约 26 厘米、高约 3.2 厘米。

❀ 练习时如何使用头巾？

恢复性的瑜伽体式是瑜伽练习的重要组成部分，不仅可以缓解头痛，还可以预防头痛。练习时，我们可以用头巾紧紧地包裹住前额，也可以同时包裹前额和眼睛，但不要把双眼包裹得太紧。

使用头巾时要将绷带卷成结实的卷。先将松开的一端贴靠头骨的底部，将布

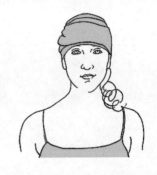

带沿着头部的周边缠绕，可以只包裹前额，也可以同时包裹前额、眼睛和耳朵，注意不要将鼻子裹住。为了保证视觉内收，要确保前额肌肤不会被头巾向上拉起，而且可以从发际线下移至双眼。将头巾的末端塞进头部的一侧（不要收进头部后侧，否则会妨碍头部贴紧地面）。

二 | 乳房护理：免疫系统
For Maintaining Healthy Breasts：Immunity

这一序列中的站立前屈体式可以增加身体肌肉的力量和耐力，提高机体的活力。在体式练习中，以及在进入和退出体式时，乳房都处在运动中，由此可以刺激淋巴液的流动，也可以强健乳房和腋窝。但实际上，这些体式组合的益处远不止这些，体式练习可以改善内分泌系统，促进免疫功能的发展，帮助我们的身体建立强大的防御体系来抵御乳房疾病，改善各类健康问题。

1. 婴儿式（第82页）
30~60 秒

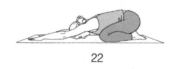

22

2. 下犬式（第44页）
30~60 秒

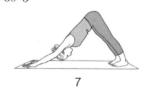

7

3. 站立前屈式第一阶段、第二阶段
（第41~42页）
30~60 秒

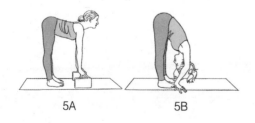

5A   5B

4. 双手相扣上举式（第36页）
每一侧 10~20 秒

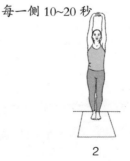

2

5. 三角伸展式（第 47 页）

每一侧 20~30 秒

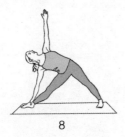

8

6. 三角侧伸展式（第 50 页）

每一侧 20~30 秒

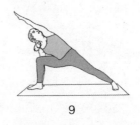

9

7. 半月式（第 53 页）

每一侧 20~30 秒

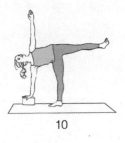

10

8. 四腿拱式（第 79 页）

3 次，每次 20~30 秒

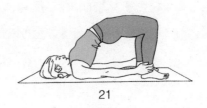

21

9. 肩倒立式（第 95 页）

5 分钟

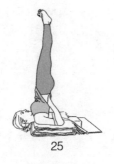

25

10. 有支撑的犁式（第 100 页）

5 分钟

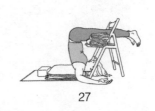

27

11. 平躺地面的摊尸式（第 123 页）

5~10 分钟

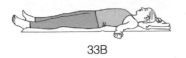

33B

三 | 乳房护理：能量
For Maintaining Healthy Breasts：Energy

通常，女性的胸腔不如男性胸腔那么庞大、强健。与男性相比，由于乳房的存在，女性的肋腔变得更加脆弱。对女性来说，后弯体式可以有效地帮助女性达到身心健康。从生理角度来说，后弯体式可以扩展和强健练习者的胸部，同时也有助于稳定练习者的情绪。后弯体式与倒立体式的组合可以为神经系统补充能量，可以刺激淋巴液的流动，也可以促进胸部、乳房乃至整个身体的血液循环。

1. 使用毯子或抱枕的婴儿式
（第 84 页）

30~60 秒

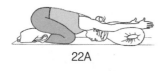

22A

2. 下犬式（第 44 页）

30~60 秒

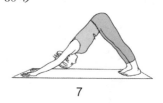

7

3. 仰卧拉伸束角式（第 67 页）
30~60 秒

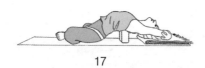

17

4. 使用瑜伽椅的倒手杖式第一阶段
（适合初学者和长期练习者）
（第 72 页）

1~5 分钟

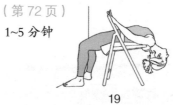

19

5. 使用瑜伽椅的倒手杖式第二阶段
（适合长期练习者）（第73页）

1~5分钟

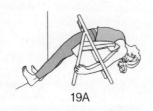

19A

6. 瑜伽椅上的扭转体式（第63页）

每一侧 20~30 秒

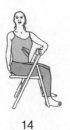

14

7. 骆驼式（第76页）

2次，每次30秒

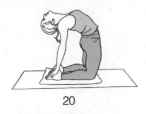

20

8. 使用圆筒状毯子的婴儿式
（第84页）

30~60 秒

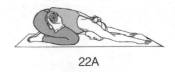

22A

9. 第二阶段 b：低头向下的头碰膝式
（被动动作）（第87页）

30~60 秒

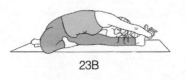

23B

10. 有支撑的犁式（第100页）

5分钟

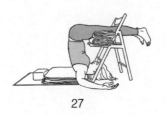

27

11. 平躺地面的摊尸式（第123页）

5~10分钟

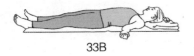

33B

四 | 针对经期综合征（PMS）的体式序列
For PMS

大多数女性在月经来临前几天都经历过乳房的压痛、肿胀和疼痛。经期综合征还包括身体疼痛、感冒以及咳嗽等。当你出现这些症状时，或者感到能量水平较低、抑郁、情绪波动时，都可以练习仰卧体式、双手相扣上举式、有支撑的后弯式以及有支撑的倒立体式。

1. 仰卧束角式（第 112 页）

1~10 分钟

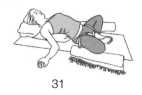

31

2. 双手相扣上举式（第 36 页）

每一侧 30 秒

3. 牛面式（第 38 页）

30~60 秒

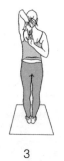

3

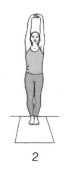

2

4. 用瑜伽砖支撑双手的下犬式
（第 46 页）

1~3 分钟

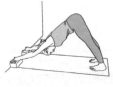

7B

5. 使用瑜伽椅和抱枕的骆驼式
（第 78 页）

1~3 分钟

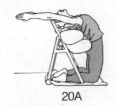

20A

6. 使用瑜伽椅的倒手杖式第一阶段
（适合初学者和长期练习者）
（第 72 页）

1~5 分钟

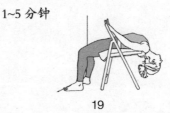

19

7. 使用瑜伽椅的倒手杖式第二阶段
（适合长期练习者）（第 73 页）

1~5 分钟

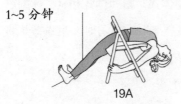

19A

8. 瑜伽椅上的扭转体式（第 63 页）

每一侧 20~30 秒

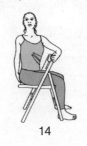

14

9. 支撑后仰支架式（第 66 页）

3~5 分钟

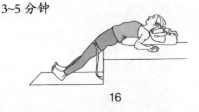

16

10. 有支撑的肩倒立式（第 103 页）

3~5 分钟

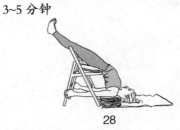

28

11. 有支撑的犁式（第 100 页）

5 分钟

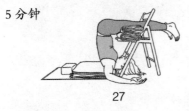

27

12. 倒箭式（第 105 页）

5~10 分钟

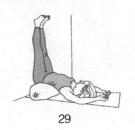

29

13. 平躺地面的摊尸式（第 123 页）

5~10 分钟

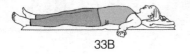

33B

五 | 针对非周期性乳房疼痛的体式序列
For Noncyclic Breasts Pain

对于因颈椎病所引发的乳房和胸部疼痛，站立体式、扭转体式和有支撑的后弯式都有缓解疼痛的效果。站立体式可以使脊柱变得强壮，练习时要重点锻炼背部肌肉，因为强健的背部可以为乳房提供坚实的支撑。

1. 使用毯子或抱枕的婴儿式
（第 84 页）

30~60 秒

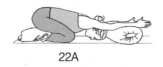

22A

2. 双手相扣上举式（第 36 页）

每一侧 30~60 秒

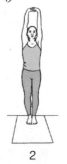

2

3. 用瑜伽砖支撑双手的下犬式
（第 46 页）

30~60 秒

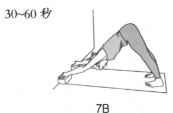

7B

4. 站立前屈式第一阶段、第二阶段
（第 41ˉ42 页）

30~60 秒

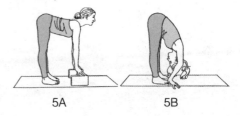

5A　　　　　　　5B

5. 双臂上举的山式（第 34 页）

10~20 秒

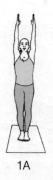

1A

6. 双手相扣上举式（第 36 页）

每一侧 30~60 秒

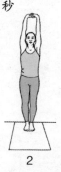

2

7. 牛面式（第 38 页）

每一侧 20~30 秒

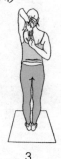

3

8. 反祈祷式或互抱双肘的反祈祷式
（第 39 页）

30~60 秒

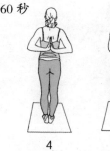

4   4A

9. 三角伸展式（第 47 页）

每一侧 20~30 秒

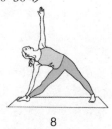

8

10. 三角侧伸展式（第 50 页）

每一侧 20~30 秒

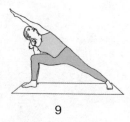

9

11. 半月式（第 53 页）

每一侧 20~30 秒

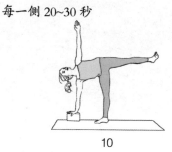

10

12. 坐立扭转体式（第 64 页）

每一侧 20~30 秒

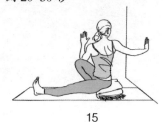

15

13. 头碰膝式（第 85 页）

每一侧 30~60 秒

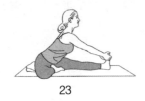

23

15. 倒箭式（第 105 页）

5~10 分钟

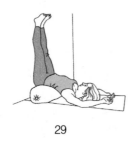

29

14. 第二阶段 a：低头向下的头碰膝式（主动动作）、第二阶段 b：低头向下的头碰膝式（被动动作）

（第 87 页）

30~60 秒

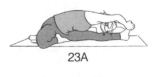

23A

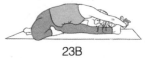

23B

16. 平躺地面的摊尸式（第 123 页）

5~10 分钟

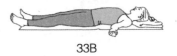

33B

六 | 针对囊肿的体式序列
For Cysts

肝脏是雌激素的净化器，是对雌激素进行代谢的主要器官。肝功能减退有可能导致雌激素过多，从而导致乳房结构和密度的改变（如出现肿块或囊肿）。为了保证雌激素的正常代谢，应该将各种类型的体式（特别是扭转体式）纳入瑜伽练习中。

1. 使用十字相交抱枕的倒手杖式（第69页）

1~5分钟

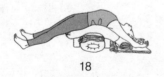

18

2. 下犬式（第44页）

30~60秒

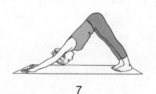

7

3. 站立前屈式（第40页）

30~60秒

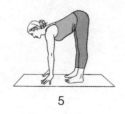

5

4. 瑜伽椅上的扭转体式（第63页）

每一侧20~30秒

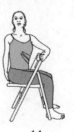

14

5. 三角伸展式（第 47 页）

每一侧 20~30 秒

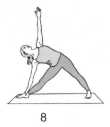

8

6. 三角侧伸展式（第 50 页）

每一侧 20~30 秒

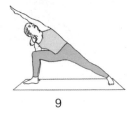

9

7. 半月式（第 53 页）

每一侧 20~30 秒

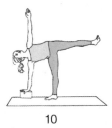

10

8. 坐立扭转体式（第 64 页）

每一侧 20~30 秒

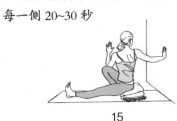

15

9. 第一阶段：背部凹陷的头碰膝式、
第二阶段 a：低头向下的头碰膝式
（主动动作）（第 86~87 页）

每一步骤中的每一侧 30~60 秒

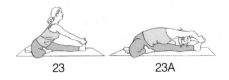

23   23A

10. 第一阶段：背部凹陷的加强背部
伸展式、第二阶段 a：低头向下的加
强背部伸展式（主动动作）
（第 90 页）

30~60 秒

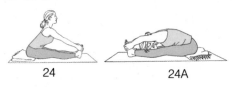

24   24A

11. 肩倒立式（第 95 页）

3~5 分钟

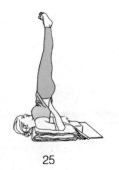

25

12. 犁式（第 98 页）

3~5 分钟

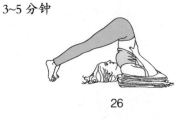

26

13. 平躺地面的摊尸式（第 123 页）

5~10 分钟

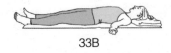

33B

七 针对孕妇的体式序列（适用于妊娠第一阶段）

For Pregancy：First Trimester

在怀孕期间练习"手臂与肩部"的体式以及倒立体式可以减轻乳房的不适感。这些体式还可以减少妊娠纹、促进乳汁分泌并提高乳汁品质。倒立体式可以长期保证乳房健康。在生命的某些时期，乳房承受的压力会增加（如怀孕、泌乳），对此可以练习肩倒立式和犁式来保持乳房健康。瑜伽练习可以促使新鲜的血液流入胸部，使这一区域由内而外地温暖起来，不仅可以防止乳房堵塞，还有助于避免乳房组织出现健康问题。

1. 使用毯子或抱枕的婴儿式（第84页）

30~60 秒

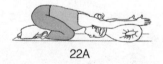

22A

2. 头和手有支撑的下犬式（第45页）

30~60 秒

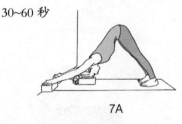

7A

3. 双手相扣上举式（第37页）

每一侧 10~15 秒

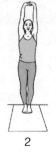

2

或者双手放在瑜伽椅上的下犬式（46页）

20~30 秒

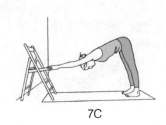

7C

4. 牛面式（第 38 页）

每一侧 10~15 秒

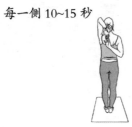

3

5. 反祈祷式（第 39 页）

15~30 秒

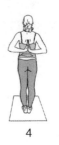

4

6. 第一阶段：背部凹陷的站立前屈式
（第 41 页）

30~60 秒

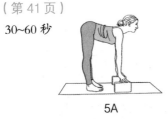

5A

7. 有支持的肩倒立式（第 103 页）

5 分钟

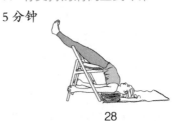

28

8. 使用瑜伽垫、毯子和瑜伽椅的犁式
（第 99 页）

1~3 分钟

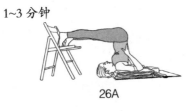

26A

9. 使用瑜伽带和瑜伽砖的桥式（妊娠
第一阶段）（第 111 页）

3~5 分钟

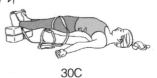

30C

或者有支撑的犁式（第 100 页）

3~5 分钟

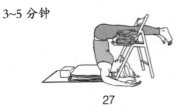

27

11. 使用抱枕的摊尸式（第 120 页）

5~10 分钟

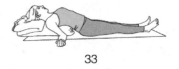

33

10. 使用瑜伽椅的倒箭式（第 106 页）

5~10 分钟

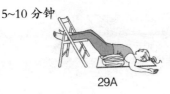

29A

八 | 针对孕妇的体式序列（适用于妊娠第二阶段和第三阶段）

For Pregnancy : Second and Third Trimesters

　　倒立体式可以帮助内分泌系统保持良好的平衡状态，同时也可以增强脊柱的力量、增加骨盆的灵活性。倒立体式和站立体式都有助于孕妇自然分娩。

1. 使用毯子或抱枕的婴儿式
（第 84 页）

30~60 秒

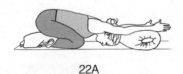

22A

3. 双臂上举且互抱双肘的山式
（第 35 页）

每一侧 10~20 秒

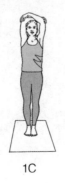

1C

2. 用瑜伽砖支撑双手的下犬式
（第 47 页）

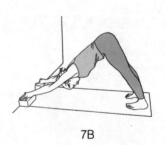

7B

或者双手放在瑜伽椅上的下犬式
（第 46 页）

30 秒

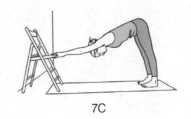

7C

4. 双臂上举的山式（第 34 页）

10~20 秒

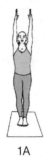

1A

5. 双手相扣上举式（第 36 页）

每一侧 10~20 秒

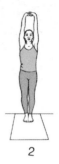

2

6. 牛面式（第 38 页）

每一侧 20~30 秒

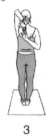

3

7. 反祈祷式或者互抱双肘的反祈祷式
（第 39 页）

30~60 秒

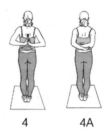

4   4A

8. 有支撑的站立前屈式（第 42 页）

30~60 秒

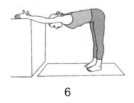

6

9. 使用瑜伽砖和桌子并靠墙的半月式
（第 54 页）

每一侧 20~30 秒

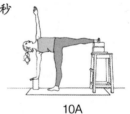

10A

10. 使用瑜伽砖并靠墙的三角伸展式
（第 49 页）

20~30 秒

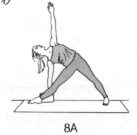

8A

11. 使用瑜伽砖并靠墙的三角侧伸展式
（第 52 页）

20~30 秒

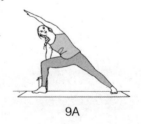

9A

12. 使用十字相交抱枕、瑜伽砖和瑜伽带的倒手杖式（第 71 页）

20~30 秒

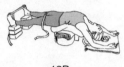

18B

13. 四腿拱式（第 79 页）

20~30 秒

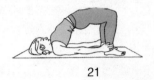

21

14. 有支撑的肩倒立式（第 103 页）

3~5 分钟

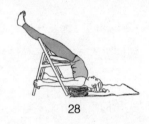

28

15. 使用瑜伽垫、毯子和瑜伽椅的犁式（第 99 页）

1~3 分钟

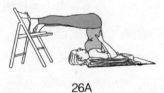

26A

16. 使用瑜伽带和瑜伽砖的桥式（第 111 页）

3~5 分钟

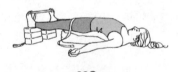

30C

或有支撑的犁式（第 100 页）

3~5 分钟

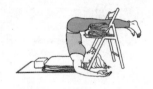

27

17. 倒箭式（第 105 页）

5~10 分钟

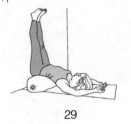

29

18. 使用抱枕的摊尸式（第 120 页）

5~10 分钟

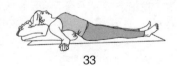

33

九 针对新妈妈和哺乳期妈妈的体式序列
For New and Nursing Mothers

这一体式序列有助于消除疲劳，缓解乳房发炎或压痛的症状，并使身心得到放松。此序列的体式也可以防止乳房堵塞或变硬，缓解乳头疼痛，提升母乳的品质，对妈妈和婴儿都很有裨益。

新妈妈在婴儿出生5天后就可以开始练习摊尸式和仰卧束角式（当乳房充盈时，可以练习的只有这两个体式），分娩后4~6周恶露排空后才能练习完整的体式序列。之后，新妈妈和哺乳期妈妈应该经常练习这一序列，至少每天一次。切记，当乳房充盈时，不要练习瑜伽（除了以上提及的两个体式之外），而且在每次练习体式前，要先给婴儿哺乳，等到乳房排空后才能开始练习。调息法的序列要单独作为一个练习来完成。

如果是通过剖腹产进行分娩的女性，要等到手术切口愈合后再开始练习这一序列。剖腹产手术后10~12周内可以用调息法取代体式练习，之后，可以继续定期练习这一调息法序列（至少每周一次）。

1. 双手相扣上举式（第36页）
每一侧30~60秒

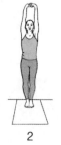

2

2. 使用瑜伽砖的仰卧束角式
（第116页）

5~10分钟

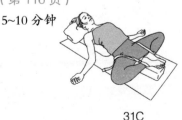

31C

3. 抱枕横放的仰卧束角式
（第 115 页）

5~10 分钟

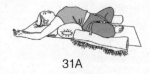

31A

4. 仰卧简易式（第 117 页）

每一侧 1~2 分钟

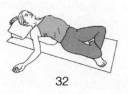

32

5. 靠墙练习的肩倒立式（第 96 页）

2~5 分钟

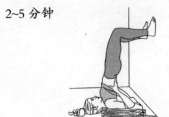

25A

6. 使用桌子的有支撑的犁式
（第 102 页）

2~5 分钟

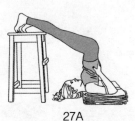

27A

7. 支撑桥式（第 108 页）

5~10 分钟

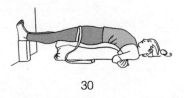

30

8. 使用瑜伽椅的倒箭式（第 106 页）

2~10 分钟

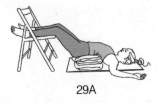

29A

9. 第一阶段和第二阶段 b 的变化体
式：使用瑜伽砖的头碰膝式
（第 89 页）

每一阶段、每一侧 15 秒

10. 使用抱枕的摊尸式（第 120 页）

5 分钟

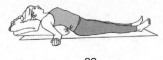

33

十 | **针对剖腹产后的妈妈：调息法的序列**
For Post Cesarean Moms：Breathing Sequence

1. 使用抱枕的摊尸式（第 120 页）
5 分钟

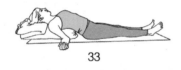

33

3. 喉式调息法（延长的呼气与吸气）
（第 128 页）
5 分钟

2. 有觉知的呼吸（第 126 页）
5~10 分钟

4. 使用抱枕的摊尸式（第 120 页）
5 分钟

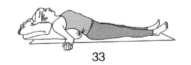

33

十一 | 针对乳腺癌术前的体式序列

For Before Breast Cancer Surgery

可以在乳腺癌手术前的1个月内练习这一体式序列。此序列是最好的术前准备，可以帮助身体打开胸腔壁、腋窝和肩关节。如果正在接受手术前的化疗或放疗，可以只练习仰卧体式来为手术做准备，此体式可以强健神经系统并且能够保存能量，并帮助患者顺利地度过手术期。

1. 下犬式（第44页）
30~60秒

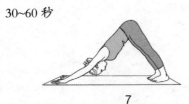

7

3. 双臂上举的山式（第34页）
10~20秒

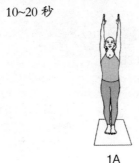

1A

2. 站立前屈式，第一阶段、第二阶段
（第41～42页）

第一阶段，5~10秒
第二阶段，15~30秒

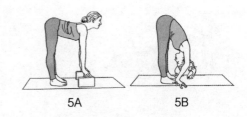

5A　　　　　5B

4. 双臂上举且互抱双肘的山式
（第35页）
10~20秒

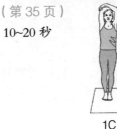

1C

5. 双手相扣上举式（第 36 页）

10~20 秒

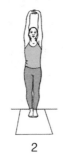

2

6. 牛面式（第 38 页）

10~20 秒

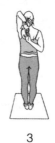

3

7. 反祈祷式（第 39 页）

10~20 秒

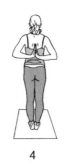

4

8. 支撑桥式（第 108 页）

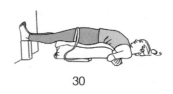

30

或使用折叠成窄条的毯子的桥式
（第 110 页）

2~10 分钟

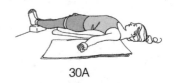

30A

9. 使用瑜伽椅的倒箭式（第 107 页）

2~10 分钟

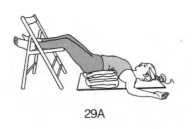

29A

10. 平躺地面的摊尸式（第 123 页）

5~10 分钟

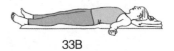

33B

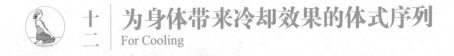

十二 为身体带来冷却效果的体式序列
For Cooling

这一序列是针对那些正接受化疗或放疗的人群而设计的。在这一时期，练习仰卧体式对身体的恢复大有帮助。化疗或放疗期间产生的疲劳是间歇性出现的，但可能会持续一段时间，而这些体式可以缓解疲劳。为了恢复上半身的柔韧性，应该逐渐增加脊柱下方的支撑物的高度。恢复腋窝、胸部上侧和双肩活动范围的练习应该循序渐进地进行，特别是当有炎症、化疗或放疗对身体造成损伤或者手术后留下疤痕的时候。仰卧体式可以平静头脑，冷却身体系统（化疗或放疗会使身体系统产生热量），并且可以减少腹泻和疲劳。

一般建议瑜伽练习者在大多数体式上停留 2~10 分钟，但是对于瑜伽初学者来说，在某个体式上停留 10 分钟会比较困难。刚开始练习某个体式时，可以只停留 2 分钟，然后逐渐延长时间。要知道在每个体式中至少停留 5 分钟才可以使它的效果在所有层面显现出来。在练习过程中，到了序列的结尾部分，应该放松身体，保持内心平静。

为了恢复身心能量，练习者在手术后至少一年或更长时间内可以继续练习以下这一体式序列，并且可以与其他瑜伽序列（包括康复序列）交替练习。做好准备之后，可以增加支撑物的高度（支撑物从折叠成窄条的毯子过渡到抱枕）。此后，随着身体能量的增加，练习者可以将这一瑜伽练习融入生活中，试着每周都练习这一序列。

1. 使用折叠成窄条的毯子的摊尸式
（第 123 页）

2~10 分钟

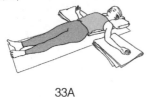

33A

2. 使用折叠成窄条的毯子的仰卧束角式
（第 115 页）

2~10 分钟

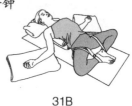

31B

3. 使用折叠成窄条的毯子或抱枕的仰卧
简易式（第 118 页）

每一侧 30 秒~5 分钟

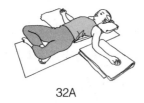

32A

4. 使用折叠成窄条的毯子的桥式
（第 110 页）

2~10 分钟

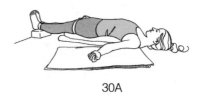

30A

5. 使用软垫的支撑后仰支架式
（第 67 页）

2~10 分钟

6. 使用十字相交抱枕的倒手杖式
（第 69 页）

2~10 分钟

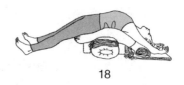

18

7. 使用折叠成窄条的毯子的桥式
（第 110 页）

2~10 分钟

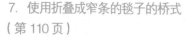

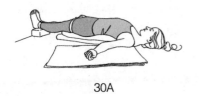

30A

8. 使用折叠成窄条的毯子的摊尸式
（第 122 页）

2~10 分钟

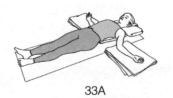

33A

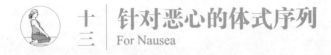

十三 | 针对恶心的体式序列
For Nausea

如果你有恶心、呕吐的症状，练习这一序列可以有效缓解这些症状。

1. 使用瑜伽椅的简易坐（第61页）

2~10 分钟

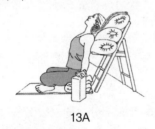

13A

2. 使用折叠成窄条的毯子的桥式（第110页）

2~10 分钟

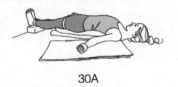

30A

3. 使用折叠成窄条的毯子的摊尸式（第122页）

2~10 分钟

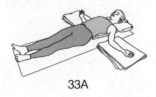

33A

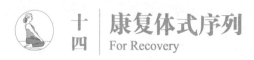

十
四 | 康复体式序列
For Recovery

　　乳腺癌手术通常会导致手臂、肩部、胸部活动范围受限，并使患者感觉麻木，严重时，也可能导致平衡感、能量和力量的全面丧失。我们不应该让这种情况持续下去。为了避免疤痕组织的形成，应该在化疗或放疗结束后尽早让身体活动起来（在接受这些治疗期间，要坚持练习能给身体带来冷却效果的瑜伽序列）。以下序列是一座桥梁，可以帮助你重返常规的体式练习。首先，患者在术后要找到一种平衡，稳步地、按自己的节奏去锻炼身体，从而重塑健康与活力。但要注意不要过度劳累，要保证充足的休息，更要注意不要因为过度休息而使自己变得毫无活力，让身体动起来是非常重要的。

　　我们把前面的 5 个康复体式放到了这一序列的开头部分。随着疲劳程度的降低，练习者可以逐渐减少休息体式。但不要马上尝试完成最终的体式，应逐渐转入站立体式的练习。瑜伽在许多层面上都有疗愈的作用，从身体到心理，再到灵性层面。要知道，身体的僵硬程度和紧绷程度会慢慢降低，这一序列以及本书所提及的其他序列都可以帮助你永葆健康。

1. 使用抱枕的摊尸式（第 120 页）
或使用折叠成窄条的毯子的摊尸式
（123 页）
每个体式 2~10 分钟

2. 仰卧束角式（第 112 页）或使用
折叠成窄条的毯子的仰卧束角式
（第 115 页）
2~10 分钟

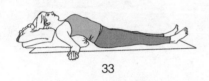

33

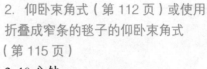

31

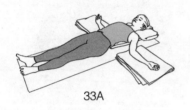

33A

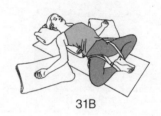

31B

3. 仰卧简易式（第 117 页）或使用折叠
成窄条的毯子或抱枕的仰卧简易式（第
119 页）
每一侧 30~60 秒

4. 支撑桥式（第 108 页）或使用折叠
成窄条的毯子的桥式（第 110 页）
2~10 分钟

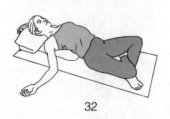

32

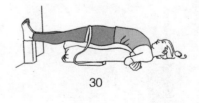

30

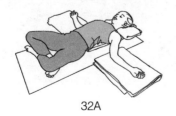

32A

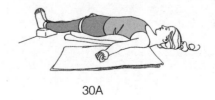

30A

5. 支撑后仰支架式（第66页）或使用软垫的后仰支架式（第67页）

2~10分钟

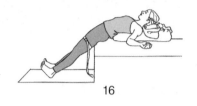

16

6. 双手放在瑜伽椅上的下犬式（第46页）或用瑜伽带支撑双手的下犬式（第46页）

30~60秒

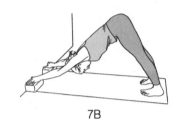

7B

7. 有支撑的站立前屈式（第42页）

30~60秒

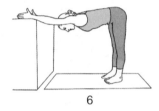

6

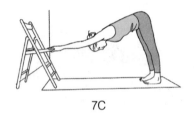

7C

8. 双臂上举的山式（第34页）

10~20秒

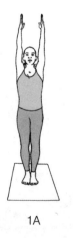

1A

9. 双臂上举且互抱双肘的山式（第35页）

每一侧10~20秒

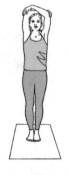

1C

10. 双手相扣上举式（第36页）

每一侧 30~60 秒

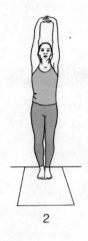

2

11. 牛面式（38页）

每一侧 20~30 秒

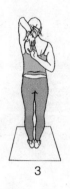

3

12. 反祈祷式（第39页）或互抱双肘
的反祈祷式（第40页）

30~60 秒

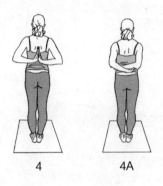

4　　　　4A

13. 使用十字相交抱枕的倒手杖式
（第69页）或使用十字相交抱枕和折叠
成窄条的毯子的倒手杖式（第71页）

1~10 分钟

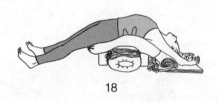

18

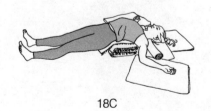

18C

14. 有支撑的肩倒立式（体力和耐力
允许的情况下）（第 103 页）

3~5 分钟

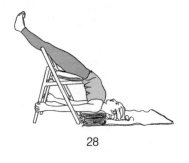

28

15. 支撑桥式（第 108 页）或使用折
叠成窄条的毯子的桥式（第 110 页）

2~10 分钟

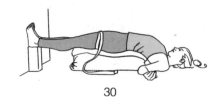

30

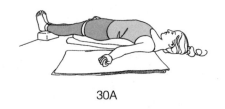

30A

16. 倒箭式（第 105 页）

2~10 分钟

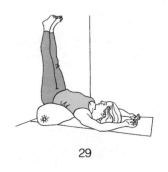

29

17. 平躺地面的摊尸式（第 123 页）

5~10 分钟

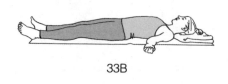

33B

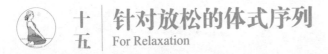

十五 | **针对放松的体式序列**
For Relaxation

在这些体式的帮助下，我们的神经系统得到了安抚，躁动的头脑得以平静，为练习调息法做好准备。抱枕起到了支撑、拓宽和舒展胸部的作用，从而让空气更加自由地流经肺部，使呼吸变得更深沉。

我们在练习时可以将有觉知的呼吸抽出来单独练习。若你打算练习喉式调息法的话，请务必将有觉知的呼吸作为调息练习的开始。

那些正接受化疗或放疗的练习者应该练习摊尸式、仰卧束角式和支撑桥式。练习这些体式时，都要使用折叠成窄条的毯子，并且在练习中将觉知力用于关注呼吸。当你的身体准备适应更高的支撑物时，就可以开始练习喉式调息法了。

1. 仰卧束角式（第 112 页）

2~20 分钟

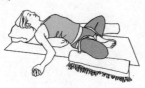

31

2. 支撑桥式（第 108 页）

2~10 分钟

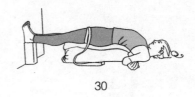

30

3. 倒箭式（第 105 页）

5~10 分钟

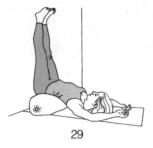

29

6. 喉式调息法（延长的呼气与吸气）
（第 122 页）

5~10 分钟

4. 有觉知的呼吸（第 121 页）

5~10 分钟

5. 使用抱枕的摊尸式（第 120 页）

5~10 分钟

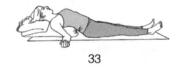

33

Part 5

乳房的日常护理
EVERYDAY BREAST CARE

　　为了能以更好的态度来对待乳房的日常护理，我们首先要以更广阔的视角去审视那些长期影响乳房健康的因素。如今，年轻女性月经初潮的年龄越来越小，这是一个特别值得关注的现象。因为女性月经来得越早，就意味着她们经历的月经次数越多。这无可避免地增加了伴随月经而来的激素波动的次数，而这些波动反过来将会影响卵巢、子宫和乳房。虽然阿育吠陀将女性月经视为一个健康机制，而罗伯特·斯沃伯达（Robert Svoboda）在《献给女性的阿育吠陀》（*Ayurveda for Women*）一书中说：因为现代女性比过去经历更多的月经次数，所以发生内分泌紊乱的概率也随之增加。现代女性必须比以往更加关心自身的健康，因为现代生活中，伴随着丰富的物质生活而来的是时刻存在的高压力和快节奏，它们正在妨碍（而非帮助）女性获得健康。

　　导致月经初潮提前出现的一个原因是膳食结构中脂肪和蛋白质含量较高，女孩的体重达到 49 千克就会引发月经初潮提早到来。青春期前后，女孩的乳房处于发育阶段，这是身体最容易吸收有害化学物质（如杀虫剂）的时期。最近一份研究表明，20 岁以下的年轻女子若暴露于电离辐射之下的话，将大大增加她们日后患上乳腺癌的风险。

　　生活方式也会对乳房健康产生深远的影响。女性既要满足家庭需求又要尽到工作责任，这是一件压力重重的事情。它可能会耗尽女性的能量，削弱女性的免疫系统，并引起其情绪上的困扰。恐惧和焦虑等情绪不仅会促使身体产生有破坏力的压力激素，而且还会导致生殖激素的不平衡。

接下来，我们谈谈母乳喂养这一话题。母乳喂养是对乳房健康带来积极影响的因素之一，同时非常有益于婴儿的健康。但母乳喂养对职业女性来说也是一种挑战。英国医学杂志《柳叶刀》（*The Lancet*）刊登的一项研究成果明确表明：母乳喂养在很大程度上降低了女性患乳腺癌的风险，即使在考虑了其他影响因素（如家族病史、月经初潮的年龄、体重指数、激素、避孕药的使用、酒类或烟草的摄入）之后，乳腺癌的患病率也有所降低。女性母乳喂养的时间每增加一年，乳腺癌患病率就会降低 4.3%，每有一个婴儿出生则再额外降低 7%（生育的年龄越年轻，患乳腺癌的风险也就越小）。怀孕和母乳喂养可以保护女性免遭乳腺癌（事实上还有其他疾病，如关节炎）的困扰，因为怀孕和母乳喂养抑制了月经周期的出现，这就意味着身体会更少地"暴露"在雌激素的作用下。乳房内的淋巴系统有助于保持乳房健康，而这一系统只有在怀孕期间才能得到充分发展。婴儿吮吸乳头可以使母亲的催产素始终保持在较高的水平。催产素是一种激素，它是脑内的神经调节器。当产妇分娩时或乳头受到刺激后，将会释放出来大量催产素。另外，催产素还有助于维系母亲与婴儿的情感。

意大利和澳大利亚最近所发表的两份研究成果表明：催产素在调节细胞繁殖方面起着主要作用，这也可能是预防乳腺癌发生的一个因素。有许多方式都可以促进催产素源源不断地释放出来，这些方式需要人体相互接触，比如性爱抚触、轻柔地抚摸或拥抱。有趣的是，美国加州大学近期的一个实验进一步证实了身体接触具有疗愈的力量。这个实验包括观察恶性肿瘤细胞的生长，实验人员发现，在肿瘤细胞生长的第一阶段挤压这些细胞，随着时间的推移，这些恶性肿瘤细胞开始改变并接近于正常细胞的生长模式。

高坦·威诺格帕兰是这个研究团队的领导成员之一。他说，这个实验表明，给癌细胞施予物理压力，可能会引导这些细胞远离癌变的道路并让其重返正常生长的模式。

促进催产素释放的其他方法还包括：唱歌、跳舞、与朋友共度美好时光以及身体锻炼（比如上瑜伽课）。目前尚未有研究可以测算出在一堂瑜伽课中以及课后催产素释放的数量。但大多数的瑜伽练习者都认同这样的观点：在一个集体中练习瑜伽会让人感觉良好，并保持身体的健康。

我们的身体被各种毒素包围着，可悲的是无数类似雌激素并且与乳腺癌和其他激素疾病相关的物质被广泛用于日常用品（如杀虫剂、塑料制品和日用清洁剂）的生产中。这些毒素无孔不入，它们以各种途径进入我们的身体系统，并对肝脏造成负担。雌激素水平的攀升会导致肝脏功能下降，反之也会导致激素水平的不平衡，从而直接影响乳房健康。为了帮助身体清除我们每天所吸收的毒素，合理摄取营养成分是非常有必要的。

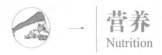

一 | 营养
Nutrition

以前，在人们尚未过度依赖加工食品之前，人们摄取的 omega-3[①] 脂肪酸与 omega-6[②] 脂肪酸是大致相等的，但是现在大多数人摄取了远远过量的 omega-6 脂肪酸。这些 omega-6 脂肪酸存在于食用油（如红花油、葵花油、玉米油、棉花籽油、芝麻油、花生油、黄豆油、芥籽油）、用商业模式饲养的畜肉类以及乳制品当中。相对而言，我们却没有获得足够的 omega-3 脂肪酸，而其来源为三文鱼、沙丁鱼、鲭鱼、亚麻籽、牛油果、核桃、鸡蛋以及用草料饲养的畜肉类、奶制品等。这种脂肪酸的不平衡可能导致了由身体炎症而引发的疾病（如哮喘、冠心病、关节炎、癌症、自身免疫性疾病以及神经退行性病变）数量的不断攀升。预防慢性炎症的膳食也有助于乳房的健康。科学家已经证实这种膳食可以降低纤维囊性乳房病变出现的概率。为了抑制炎症的发生，我们应该避免摄取精制的、加工后的碳水化合物和甜食，并且尽可能地戒食高果糖的玉米糖浆，这种糖浆往往用于苏打水、糖果以及许多加工食品当中。此外，研究还发现，大量摄取蔬菜和水果与降低患乳腺癌和其他癌症风险之间存在着密切的关系。

身体中的脂肪在激素的产生过程中扮演着重要角色。然而，过多的身体脂肪会导致身体系统中雌激素过剩，而过剩的雌激素与所有的健康问题都密切相关。

---

① omega-3，为一组多元不饱和脂肪酸，常见于深海鱼类和某些植物中，具有促进心血管健康、缓解关节酸痛、增进专注力、舒解压力、令皮肤焕发青春、降血糖、预防糖尿病等功效。
② omega-6，是必需脂肪酸的一种，但机体不能制造，必须从食物和补品中获得。omega-6 会促进炎症的发生，而 omega-3 恰恰相反。

脂肪分为"好"的脂肪和"坏"的脂肪。我们要尽量避免摄入那些通过工业加工技术将氢气加入液体蔬菜油中使之固化而形成的反式脂肪。这些反式脂肪会增加患心脏病、中风以及乙型糖尿病的风险。反式脂肪通常存在于蔬菜油脂、某些人造黄油、饼干、零食当中。烹饪时我们应该选择高品质的、非精制的、未氢化的油脂，橄榄油便是不错的选择。西班牙科学家在动物身上进行相关实验，经过研究发现：冷压初榨橄榄油可以有效抗击乳腺癌肿瘤。椰子油也是一种绝佳的食用油。再者，我们要合理地摄入碳水化合物。此外，我们应该尽量避免糖类的摄入，因为糖可引发炎症，而且增加体内的脂肪。

三烯生育醇是维生素 E 的一种特殊形式，科学研究发现它可以大幅度地降低患乳腺癌的风险。人们发现三烯生育醇并不存在于维生素 E 的营养补充剂中，而存在于米糠、大麦、麦胚芽和未经过精加工的棕榈油当中。

某些食物中含有数量可观的雌激素。以商业化方式饲养的牛群往往被喂了许多含雌激素的药物，这种方式可以加快其生长的速度或提高牛奶产量。科学家指出，以商业化方式生产出来的、存在于奶制品和肉类当中的高水平雌激素，可能是导致性早熟率持续上升和乳腺癌患病率逐年增高的元凶。

减少对动物产品的摄入可以预防或降低炎症的产生。很多人将这些动物制品从膳食中完全剔除，其中大多数人都感觉精力充沛并且能更好地享受人生。素食让这个星球的负担变轻了（因为可以杜绝家畜的饲养），而且当我们不杀害且不食用动物时，我们就是在践行"非暴力（不杀生）"，这也是瑜伽的主要观点之一。

肝脏的功能是消除我们日常生活中接触到的毒素，同时肝脏也对激素进行代谢。肝功能不良会导致体内残留过量的雌激素。我们可以通过食用蔬菜（如西兰花、卷心菜、菜花、紫甘蓝、大头菜）、大蒜和水果来增进肝脏的功能。为了进一步促进肝脏有效地完成雌激素代谢，我们也可以食用亚麻籽、鱼油以及（适量的）豆制品——但要确保是有机黄豆。在美国，没有贴上"有机"字样的黄豆就是转基因的。另外，含有葡萄糖二酸盐的食物（如樱桃）也可以帮助肝脏清除雌激素。

许多研究都表明酒精的摄入与乳腺癌的发生有着密切的关系。女性若每周喝酒超过 10 小杯或 5 大杯并持续 5 年以上，患乳腺癌的概率就会比喝酒少一些的女性约高出 70%。戒酒有助于肝脏的正常工作，因为肝脏里用于分解酒精的酶同时也是消除雌激素所需要的酶。人们接触杀菌剂便会将其中的酒精成分摄入体内，这是有毒物质；而酒精也是导致体重增加的罪魁祸首。研究还表明，经常喝啤酒的女性患乳腺癌的风险几乎是喝红酒或烈酒的女性的两倍。研究表明：红酒中含有的一种叫白藜芦醇的成分，它可以阻断雌激素，对细胞生长产生影响并使乳腺癌细胞停止生长。因此，你若喜欢享受香醇的红酒，那就有节制地享用吧，注意每周适量饮酒，不要酗酒。另外白藜芦醇（红酒中的活跃成分）也是可以轻易获得的，花生、葡萄中均含有该成分。

咖啡因也与高水平雌激素密切相关。统计发现，有些女性摄入咖啡或巧克力会导致乳房产生肿块，如果你属于这种情况，那就停止摄入咖啡因 1 个月，然后观察身体状况是否有所改善。如果你有乳房压痛或疼痛的情况，根据《女性的身体，女性的智慧》（Women's Bodies，Women's Wisdom）一书的作者克里斯汀·诺那普博士（Dr. Christiane Northrup）的建议：戒食所有乳制品至少 1 个月，并观察症状是否有所减轻。糖类的摄入是导致身体产生炎症的另一个罪魁祸首，如果我们能控制好血糖指数，同时也就改善了激素的平衡。众所周知，吸烟会增加乳腺癌的患病风险，乳房健康与消化健康是如影随形的。低纤维膳食和慢性便秘的病史均与雌激素水平过高有关。身体中许多毒素都是通过大肠排出去的，如果这些毒素在身体内停留的时间过长，就会被身体重新吸收。为了增加膳食纤维的摄入量，我们应该尽量多吃蔬菜、水果、豆类和全谷物类（未经精加工的谷物）。

一项研究表明：每天喝茶可以使 50 岁以下女性群体的乳腺癌的发生风险降低 37%。绿茶和白茶是加工工序最少的茶类，但无论茶的颜色或加工方法如何，几乎所有的茶都可以抑制癌细胞的生长。

为了维护消化系统的健康，建议将含有益生菌的食物（如略带酸味的日本豆面酱、酸奶）、经发酵的蔬菜（如朝鲜泡菜、腌菜）和发酵的饮料（如回春水、乳酸酒、甘酒）纳入日常饮食中。

最重要的是，大量喝水！

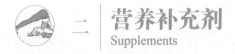

二 | 营养补充剂
Supplements

　　营养美味的膳食是健康的基础，但适量摄入营养补充剂也有助于乳房的健康。例如，针对经前综合征使用的营养补充剂（复合维生素B、钙和镁）。肝脏保健的滋补品包括比特酒、春黄菊茶、蒲公英花茶、牛奶蓟、含有亚麻油酸（GLA）的夜报春花油，这些都有助于恢复脂肪酸的平衡，并降低乳房组织对其周围的激素水平的敏感度，同时也是减轻周期性乳房疼痛的良药。

　　研究发现，身体中维生素D水平较低的女性患乳腺癌的概率较大，而且维生素D的缺乏甚至可能会诱发一些更具攻击性的癌症。事实上，很多人相信90%的乳腺癌与缺乏维生素D有关。缺乏维生素D会直接导致月经初潮提前。维生素D是皮肤暴露于阳光下而自然生成的，长期不晒太阳时，身体就会失去维生素D的保护。但要注意接收适量的阳光照射，不可过少也不可过多，因为过多晒太阳，可能会增加皮肤老化或患皮肤癌的风险。维生素D可以帮助身体防御直肠癌、乳腺癌、前列腺癌以及其他癌症。"我们需要足够的维生素D来抑制癌细胞生长"，美国波士顿大学医学中心维生素D研究实验室主任麦克·豪利克医学博士（Michael Holick, M. D., PH. D.）如是说。这一实验室被许多科学家视为全美在维生素D研究上最重要的权威机构。

　　英国癌症研究中心出版的健康报告中提到："人们应秉承安全地享受阳光照射（注意不被晒伤）这一原则，这将有助于大多数人达到身体的平衡状态。要知道，不必非得等到皮肤发红或灼伤时才能证明你已经得到足够的维生素D。"这一研究中心为此而组织了全英范围的"聪明地晒太阳"活动。对于维生素D

水平低下的人群（包括皮肤黝黑的人或孕妇），医生建议他们适量服用维生素D补充剂。有充分的证据表明：在没有接收阳光照射的情况下，成人每天需要1000IU以上的维生素 D_3 才足以维持身体循环系统的健康运行。另一项研究成果则发现：在体内循环流动的维生素 B_6 的水平越高越能降低绝经后女性患乳腺癌的风险。

印度阿育吠陀、自然疗法以及中医里使用的许多方法，对保护乳房健康有良好的效果。另外，一些常用的香料和草药（如人参和甘草）也有促进乳房健康的疗效。科学家通过在动物身上做实验发现，迷迭香不仅能够保护身体免遭乳腺肿瘤的侵袭，同时还可以提高化疗药物的疗效。在日常饮食中摄入大量姜黄的女性患乳腺癌的概率相对会低一点。姜黄素是姜黄中的活跃成分，这种成分具有非常高的医学价值，在实验中它不仅有抗炎症的疗效，还能阻断老鼠体内乳腺癌细胞的生长。实验研究证明，啤酒花、黑芝麻以及圣洁莓的萃取物都可以抑制乳腺癌细胞的生长。圣洁莓是一种激素增补剂，它的功效已被临床研究所证实，并且也从长期用于民间药物的实践中得到了印证。圣洁莓能够调节身体内雌激素与黄体酮之间的平衡，从而使人体的内分泌达到平衡，它可以预防经前综合征和绝经期的许多不适症状。另外有一种被称为二吲哚甲烷（DIM）的营养补充剂是十字花科蔬菜（如西兰花、卷心菜、大头菜）所含的营养成分之一，它被证实有望治疗和预防乳腺癌、子宫癌、大肠癌等癌症。

碘可以降低雌激素附着于乳房受体上的能力。科学研究发现，食用含碘丰富的海藻类食物较多的女性，患乳腺癌的概率较小。克里斯汀·诺那普博士（Dr. Christiane Northrup）观察到，那些乳房疼痛的女性服用了补碘剂后身上出现的"绝佳成效"。但如果是有甲状腺问题的人，则应该先咨询医生，以此来决定是否使用补碘剂。

在选择营养补充剂时，必须要小心谨慎，因为有些营养补充剂中未必含有标签上列明的成分。而经验丰富的营养专家也许可以帮你找到最适宜和最有效的营养配方。

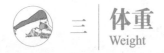

三 | 体重
Weight

女性在绝经期的体重增加、缺乏体育锻炼或者腰臀比过高都会增加患乳腺癌的风险。《美国临床营养学杂志》（*The American Journal of Clinical Nutrition*）上刊登的一份西班牙研究报告指出：体型超重的母亲或者怀孕期间体重增加量超过医生建议范畴的女性，其分泌的乳汁中含有细微生物的种类较单一。而细菌多样性被公认为是影响婴儿免疫力的重要因素。

关于食物、营养补充剂和草药，我要专门指出的是：你可以调整饮食结构，并将所有喜欢的维生素填进自己的身体；但是如果你不进行体育运动（特别是瑜伽），仅仅靠补充营养剂，那么其效果是极其有限的。规律的瑜伽练习将有助于身体吸收食物和营养补充剂中的营养成分。有些人会在暴饮暴食或者摄入有毒物质的同时，希望通过瑜伽练习来抵消那些不良习惯对身体的伤害，这样的做法是错误的。请记住，瑜伽是一次向内探寻的旅程，但是内在探寻的基础是我们要拥有健康的身体，而健康的身体是我们的庙宇。

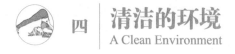

四 | 清洁的环境
A Clean Environment

弗洛伦斯·威廉斯（Florence Williams）在她的著作《乳房：从自然走向非自然的历史》（*Breasts：A Natural and Unnatural History*）一书中写道："乳房对周围世界的高度敏感，沟通着身体的内部与外部。因为乳房贮存着大量脂肪，同时它们也贮存着有毒的、对脂肪有嗜好的化学物质……我们的乳房吸收着有毒的污染物，就好比柔软的海绵吸收污水。"在这些化学物质当中包括有潜在危险的异种雌激素。

英国雷丁大学的一项研究发现，几乎在每一位患乳腺癌的女性的乳房组织中，都存在 1~2 种化学防腐剂。研究表明，这种化学物质与乳腺癌之间可能有直接的联系。

近期，一项关于阻隔激素的大型化学物质研究调查发现：这种化学防腐剂存在于两百多种日常生活用品中（如软塑料、塑料包装、除草剂和杀虫剂等）。这份研究报告的作者建议大家尽量避免使用含有聚乙烯、聚丙烯的产品（如淋浴帘）以及添加了香味的产品（如空气净化剂），从而减少身体暴露于这些化学物质中的概率。

以下是一些更详细的建议：

▪ 避免食用含有添加剂的食物，特别是儿童食品。应该完全避免摄入谷胺酸钠（味精）、人造甜味剂、苯钾酸钠、二氧化硫、硝酸盐和人造色素。

▪ 购买日用品时，应仔细阅读产品成分表。卫生纸品（包括婴儿纸巾）中可能含有防腐剂和丙二醇。你也可以尝试改用有机的、未使用氯化物漂白且百分百纯植物的女性卫生巾。这里我们要特别提到尼泊金甲酯，它是一种异形雌激素，与乳腺癌和其他激素失调有关，而它已被添加到一些化妆品中。我们还需注意的是，人工合成的雌激素的功效要比我们自身的雌激素强好多倍。

- 尽可能使用自然界中的天然产品（如食用苏打和白醋）来替代工业化生产的清洁剂来清洁家具。

- 仔细检查卫生间的柜子，扔掉多余的东西，只保留少数且必需的物品。使用无毒的替代品来取代化妆水和沐浴露。

- 使用除臭剂而非止汗剂。止汗剂的作用是阻止身体出汗，但它同时可能会阻断毒素从腋窝区域（也是淋巴结汇集的地方）排出。当我们刮去腋下的毛发时可能会造成细微的创伤和不适感，化学物质随之会乘虚进入体内。睡觉前，应用肥皂和清水清洁腋下以便消除残留物。

- 不要把食物装在塑料容器内加热，也不要用塑料包装贮存食物，特别是含脂肪多的食物（如芝士），应使用植物纤维素包装袋或蜡纸。严格地提醒自己：这绝对是我最后一次在附近的超市购买热食啦（因为这超市只提供塑料容器盛装食物）。

- 使用有机棉制成的床单，而且要用食用苏打（而非化学清洁剂）来清洗它。

- 将所有对感官有刺激的化学品放在室外，并让各种厨房清洁产品远离你的身体以及食物。

- 为家中的水龙头装一个净水器。

- 避免使用以夹板为材料制造的家具，因为这些夹板都含有甲醛。

- 脱鞋后再入屋，以避免化学物质通过鞋底进入家里。

- 任何时候都应尽可能地食用有机的和应季的食物，以便减少摄入那些为延长蔬菜和水果的保质期而使用的化学物质。当无法吃到有机食物时，务必在流动的水流中清洗蔬菜和水果，并做到先削皮后食用。

- 正如琳达西·贝克森（Lindsay Berkson）在他的著作《激素的骗术》（*Hormone Deception*）一书中所给出的建议：尝试进行低热能的桑拿浴来帮助消除异形雌激素的危害。

　　2011 年，美国医学院发表了一份由苏珊·G·科曼（Susan G. Komen）倡议的研究报告中指出：很多女性为了进行激素治疗而做的医学影像（特别是 CT 扫描）检查中，身体所接收到的辐射是患乳腺癌的主要成因。他们建议女性尽量避免非必要性的 CT 扫描。

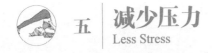

五 | 减少压力
Less Stress

当我们感到压力很大时，体内黄体酮的水平可能会消减，这会导致我们处于雌激素不平衡状态。身体会想方设法来保持黄体酮与雌激素的平衡状态，但是你也可以通过其他方式来促进两者的平衡。根据中医理论，经前综合征和其他身体不适都是由于能量运行不畅而引发的，这种能量停滞的状态日积月累就会导致更严重的健康问题。规律的瑜伽练习可以在身体层面消除能量停滞的出现，并促进能量的流动。瑜伽可以从更深的层次（压力在身心的隐藏处）消除压力。身体运动可以改善血液循环，促进淋巴液的流动，减少疾病的发生，预防肥胖症。

为了减轻压力，你可以选择你喜欢的，并且能滋养你生活的体育锻炼和爱好，比如，长距离徒步、舞蹈以及发展深厚持久的人际关系。如果你需要专业指导，那就向专业人士寻求帮助。

也要保证足够的睡眠，因为睡眠模式会影响雌激素水平。若你睡眠不足，经前综合征发生的概率可能会增大，反之则会减小。激素水平的波动（特别是经期不适症）经常会影响女性的睡眠质量。退黑激素是当我们在完全漆黑的环境中进入睡眠时由松果腺分泌的一种激素，它有助于减少过多的雌激素。所以当你睡觉时，应尽量避免各种光线的照射。另外，最好养成按时睡眠的习惯：每天清晨在同一时间起床，晚上在同一时间休息。我们的身体系统在晚上11点至凌晨1点这段时间，会对身体做大量的修复与充电的工作。因此，你应该保证在此时间段之前入睡。

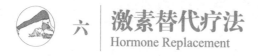

六 | 激素替代疗法
Hormone Replacement

　　激素替代疗法（HRT）在发展历程中对乳房所产生的影响出现了许多峰回路转的情况。激素替代疗法曾经是治疗热潮红以及其他绝经期症状的一种通用疗法。当今所称的"激素疗法"（HT）也曾被认为可以预防心脏病，并有可能预防痴呆症。然而，一次大规模的临床试验却完全改变了所有这些观点。这次临床试验发现了一种合成的雌激素——孕酮药片，通过对比服用激素药物的人群和只使用安慰剂的人群得出结论：年长一些的绝经期女性在接受激素药物治疗时，效果会更显著。

　　随着公众对激素疗法危害性的关注度越来越高，医生也会尽可能避免开这种处方。如今，医生已不再例行公事般地将推荐接受长期的、系统性的激素疗法作为预防绝经后种种症状的手段，而是会建议采用小剂量的、从阴道摄入的雌激素药剂。这样可以确保身体对其吸收量极少，而这种方法可以消除阴道和一些尿道的不适症。

　　对于如何帮助女性度过绝经期（特别是那些切除卵巢的女性）这一问题，医学界观点不一。医学界目前已经做了数项关于激素疗法的研究，但尚未有一个权威的医学试验可以对激素疗法的长期效果得出明确的结论。一个针对做了子宫切除术而且只使用雌激素药剂普雷马林（premarin）的女性的临床医学试验发现：她们患上乳腺癌或心脏病的风险并没有提高。实际上，一些数据显示，在绝经后的早期，单独使用雌激素药剂可以降低心脏病的风险。针对混合疗法，发生中风和血液凝结的风险也是相同的。

　　那些没有绝经期症状困扰的，或者绝经期开始于 45 岁之后的女性不需要激素疗法也可以保持身体健康。生活方式的改变（非药物带来的，比如练习瑜伽）可以降低骨质疏松和心脏病的发病风险。一些医学专家相信，若结合健康饮食和体育锻炼（比如瑜伽）以及其他以健康生活方式为导向的自然疗法，也许可以解决因手术（如子宫切除术）而导致女性的绝经期提早等一系列健康问题。通常来说，患有乳腺癌、卵巢癌、子宫内膜癌、大腿（或肺部）出现血块、中风或肺病的女性不应采取激素疗法。激素疗法（尤其是雌激素——孕酮的疗法）会使你的乳房在乳腺 X 光片上看起来密度更高，因此更难监测和判断乳腺癌的发生。

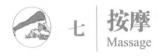

七 | 按摩
Massage

按摩乳房可以促进双乳的血液循环,可以减轻经前综合征和绝经期的种种不适,此外,按摩还可以放松身心、平衡能量。按摩已被广泛用于缓解疼痛、消除良性乳房囊肿、激活淋巴结和促进内分泌系统的康复治疗。你可以请一位专业的按摩师来给你做乳房按摩,也可以自己学习按摩手法。

有一位用母乳喂养宝宝的母亲,在婴儿8个月大的时候,接受了一位女性按摩师为她进行针对哺乳期妈妈的乳房按摩疗愈。她这样描述自己按摩的经历:"第一次按摩之后,我的双乳有种从未感受过的、妙不可言的感觉。按摩师唤醒我'陈旧的双乳',疏通了乳房内的淤积。自从做了乳房按摩,我的乳汁产量提高了,我的小宝贝也可以更好地吮吸我洁净的乳汁了。"

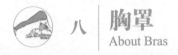

八 | 胸罩
About Bras

　　身材魁梧的女性往往会发现，若日常穿戴的胸罩非常合身、妥帖，将会减轻背部疼痛和其他不适。然而，穿戴错误胸罩的潜在危险远远超出是否合身、舒适这一点。《纽约时报》（*The New York Times*）在胸罩是否与乳腺癌相关这一争议性问题上提出了重要的观点。它声称，这一说法毫无事实根据，只是出自一个有疑问的研究成果，且尚未在权威杂志上发表过。但是，我还是建议女性尽量减少穿胸罩的时间。不要穿人造纤维的胸罩或内藏钢圈的胸罩，应该选择亲肤的天然材质（比如棉、丝或麻）的。不要在睡觉时穿戴胸罩，日常居家和练习瑜伽时也不要穿胸罩，让你的双乳随着体式自由地运动。

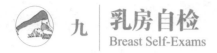

九 | 乳房自检
Breast Self-Exams

另一个有争议的话题就是乳房自检。一些专家宣称，常规性的乳房自检并没有减少患病概率，而且有可能会增加做良性活检①的次数；而另一些专家却强调乳房自检可以带来很多好处。

---

① 活检，全称是活体组织检查，亦称外科病理学检查，是指应诊断、治疗的需要，以切取、钳取或穿刺等方法从患者体内取出病变组织，以进行病理检查的技术。——编者注

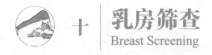

十 | 乳房筛查
Breast Screening

究竟是乳腺 X 光片可以挽救生命，还是我们一直在被误导。以前，我们往往被医生告知，应该从满 40 周岁那年开始每年做一次乳腺 X 光片；在 50~74 岁期间，每两年做一次乳腺 X 光片。但现在这一领域的专家却指出，乳腺 X 光片似乎不像曾经大肆宣称的那样精准。在 2009 年 11 月，美国预防服务中心作为联邦政府的顾问，经过对 8 个随机抽样的、可控测试进行数据分析后，修改了该机构在之前提出的建议性意见。最新的研究数据指出，乳腺 X 光片若使用在年轻女性身上，其弊大于利。该机构不再建议年龄在 40~49 岁的女性进行常规的乳房 X 光片检查。但该机构仍旧建议：在一般情况下，年纪超过 50 岁的女性应每两年进行一次乳腺 X 光片的检查。

2004 年，一些机构做了关于乳腺 X 光片的最大规模的医学研究，其成果之一刊登在《英国医学杂志》（*British Medical Journal*）上。这项医学研究用 25 年的时间跟踪了 9 万名年龄在 40~55 岁之间的加拿大女性。这些女性被分为两组：一组女性做常规的乳腺 X 光片和乳房检查，而另一组女性只做乳房检查。研究发现，两组女性因乳腺癌死亡的概率是相同的。另外，在乳腺 X 光片所监测到的癌症中，有 20% 左右的病例其实是没有必要进行治疗的。研究人员得出的结论是：过早地去发现小到无法感觉的癌症其实并没有什么好处。

在某一段时间里，医学专家都非常关注因乳腺 X 光片筛查而对原位癌（DCIS）造成的"过度诊断"和"过度治疗"这一问题。美国的研究发现，为了防治一例乳腺癌的病例，需要对 1904 名年龄在 45~49 岁之间的女性进行乳腺癌筛查，而且筛查结果也往往是假阳性。因为这一结果不能分辨威胁生命的癌症与对生命无害的细胞改变之间的区别，因为对二者的筛查结果是相同的。最近在挪威和瑞典所做的医学研究也得到了和美国医学检测相同的结论。

奥特斯·布雷博士（Dr. Otis Brawley）是美国癌症协会的主要医学权威，他也同意这一观点。目前，许多对生命无害的肿瘤被过度治疗，由此带来的弊大于利。他解释说，现代的诊断工具可以监测到越来越小的貌似癌症的点状物。如果你对其置之不理，它将永不会增长、扩散或者损害你的健康。"往往有些热情过度的临床医生坚信应该对那些乳腺 X 光片上出现微小点状物的女性进行更多的医学检测（包括核磁共振以及痛苦不堪的活检）。这种坚持让过度治疗的比例翻倍增长。"早期监测不会降低患病死亡率的原因之一是目前乳腺癌的治疗手段更先进了，这使那些病情很严重的患者也有免于一死的可能性。

研究表明，很少有医生会建议 40 多岁的女性接受每年一次乳腺 X 光片的检查，这一年龄段的女性进行乳腺筛查的人数也变得越来越少。然而，最近的一份澳大利亚的研究报告却指出，乳腺 X 光片检查数量的减少可能与较高的假阳性检测结果有关。在《澳洲医学杂志》（*Medical Journal of Australia*）上刊登的一份研究报告称：他们发现 66% 的乳腺 X 光片检查中，只有极少数结果呈假阳性的女性才会在接下来的数年内进行复查。西澳大利亚大学的流行病学教授琳·弗特池（Lin Fritschi）曾负责监管这项研究的数据分析，他说乳腺 X 光片结果呈假阳性的女性往往被要求接受进一步的介入性检查。她们为此感到非常沮丧，但大部分人都不会再返回医院进行复查。

英国南开普顿大学的健康评估教授詹姆·瑞特里（James Raftery）阐述了他的观点：经过评估那些发表在挪威期刊上的、关于乳腺 X 光片筛查弊大于利的言论，要在挽救 1 条生命、200 次筛查结果以及几十次毫无意义的外科手术之间做出权衡，是一件非常困难的事情。倒不如谨慎小心地等待并延迟接受治疗的时间，直至明确地查明肿块是否是危及生命的肿瘤。但面对"乳腺癌"时，对于所有女性来说，让她谨慎小心地等待是件困难的事情。

许多专家仍然支持女性应从 40 岁开始进行乳腺 X 光片筛查的相关指引。苏珊·G·科曼就是持有这一观点的专家中的一员。她服务于美国大多数健康机构，其中包括美国癌症协会以及美国国家癌症研究机构。美国癌症协会癌症防控部门主任理查德·C·温德博士（Dr. Richard C. Wender）提到，该协会将会在重新审查关于乳腺X光片的所有研究报告（包括加拿大的那份报告）后再颁布经修改后的乳腺癌筛查指南。即便如此，医生们仍旧推荐年龄在55~74岁的女性做常规性的乳腺X光片筛查。在美国，医生会建议这一年龄段的女性每两年做一次乳腺X光片筛查（在英国则为每三年一次）。

由美国国家癌症研究机构组成的一支工作小组（其中有癌症研究方面的顶尖科学家）曾提出应该重新定义"癌症"的建议。他们说一些影响乳房尚未达至恶性肿瘤的健康问题如DCIS，不能被定义为癌症，应该被重新命名为 IDLE（indolent lesions of epithelial origin 的缩写，意为"上皮层肌肉附着处的损伤性疼痛"）。该研究机构希望通过这种重新定义的方式，减少患者寻求可能并不需要的、有潜在危险的治疗方式，其中包括通过外科手术来切除乳房。

因此，究竟应该如何拯救生命呢？当代女性比以前的女性更有机会提早寻求医学建议，这是一件好事。医学界建议，那些有乳腺癌患病风险的女性应把由卫生保健医生提供的体检作为其常规性健康检查的一部分。对于20岁的女性，这种健康检查应该每三年一次，40岁的女性每一两年一次。但是对于那些感觉自己有一个乳房存在肿块的女性，无论年龄大小，都应该找医生来检查。所有的医学专家都支持这一观点：属于乳腺癌高风险人群，且年龄在40岁以上的女性，应该接受常规性乳腺癌筛查。

有两个关键性因素会让40岁以上的女性患乳腺癌的风险翻倍：一是有第一顺序的直系亲属曾患有乳腺癌，二是乳腺组织密度非常高。为了使乳腺X光片的成像更精确，应该将乳腺癌筛查的时间放在月经期间或月经刚结束时。此时检查，你会体验到更少的痛楚，因为乳房在那段时间极少出现压痛。美国国家癌症研究机构提醒大家：乳腺X光片呈阴性只是告诉你，如果你真的患上癌症，那么这病灶只是尚未生长到可以用仪器监测到的地步而已。美国国家癌症研究机构曾声明，乳腺X光片有20%的概率失误，即尚且不能对在筛查时已存在的乳腺癌进行准确监测。特别是对于那些较年轻的女性更是如此。这些女性的乳房密度可能会高一些，若仅仅以乳腺 X 光片为衡量标准，乳房密度较高的女性大概有 75% 的风险错失对乳腺癌的准确监测。那些做过隆胸手术的女性有更高的风险，能够确诊她们患上乳腺癌的时间要比没做过此项手术的女性晚一些。在乳腺 X 光片中，隆胸术的植入物可能会遮挡乳房组织，给检查带来困难，因此需要对她们的乳房从不同角度来拍摄乳腺 X 光片，从而来帮助诊断。

温度记录法是可以取代乳腺 X 光片检查的另一种诊断方式。用温度记录法进行乳房检查是非入侵性、无辐射且无痛的。这种记录法不需要对乳房进行机械性挤压。它能测量身体散发的红外线热量并将这些信息转化成温度分布图。这种检查可以比乳腺 X 光片或普通的体检提早 8~10 年监测到身体的相关变化，可以提早帮助女性获得可能患病的信息。我们最好能做好准备以正确的态度对待这一检测方法给予我们的信息，以免导致"过度治疗"。

很困惑是吗？你也许会有这样的感觉。但事实上，以上这些研究都呈现了非常积极的结果。当代医学界最终转变了观点并意识到：若身体允许的话，它有能力持续地进行自我疗愈。因此，让我们管理好自己的身体，去挖掘能够激发自我疗愈力的潜能。目前，现代医学界开始调整他们的工作重心。苏珊·乐芙博士说道，从乳腺 X 光片筛查被首次采用之后的这些年来看，科学界对癌症的理解逐步有所改变。苏珊·乐芙博士是美国加州州立大学大卫·根弗医学院的临床外科手术博士。她说道，希望看到医生们对乳房筛查的重视度减弱，而将更多的关注放在对最顽固的癌症的预防与治疗上。在乳腺癌这一"行业"存在着利益与缺乏远见的显著矛盾，尽管如此，还是有一些工作卓越的、配备顶尖医学专家的医疗机构致力于服务于乳腺癌患者，这些机构多不胜举。在美国加州奥克兰市，由凯瑟·彼马奈德（Kaiser Permanente）领导的新成立的乳房护理中心采取综合性、情感共鸣、智慧型等多种人性化的手段，极大地改善医患关系，促进相互理解，使医生们能更好地支持和帮助乳腺癌患者。

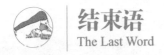

结束语
The Last Word

迪西·米尔斯博士（Dr. Dixie Mills）是乳房健康领域的专科医生。她提倡女性应该通过自我探索乳房的方式来认识和欣赏自己，并与自己的身体友好相处。"我认为女性无论以何种方式与她们的乳房建立尊重和友好的连接时，都会为她们的自我形象和健康（包括身心健康）带来神奇的效果"，米尔斯博士说道："你可以学会去欣赏、热爱并感恩这个既属于生殖系统又属于内分泌系统的非凡器官。在你的人生历程中，乳房将会随着生命的流淌发生改变。在乳房健康问题上，你越了解乳房的所有阶段，就会越发信任并关爱自己的身体。"

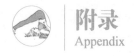

附录
Appendix

常用术语

　　我在《乳房护理瑜伽》一书中使用的术语也是我在课堂上教学时使用的词语。这些类似速记时使用的缩略语可以让我的学生们快速地、明确地意识到某一个区域或某一动作，这也有助于她们对某个体式的深入了解。我希望通过这些术语，有效地帮助学生去完善她们对体式的理解，深化体式的练习，使每个体式都能发挥其真正的功效，并且使每个学生能真正地获得自己对瑜伽的美好体验。

创造空间（to creat space）

　　创造空间意味着通过打开、拓宽与延展，消除限制或障碍。在身体很紧、过于僵化或紧密的地方，很多有探索性的、扩展的动作可以带来轻盈、空间和优雅。

着地（to ground）

　　着地就是加强你与坚实的大地之间的连接，从而让你有坚实稳定的感觉。如果一所房子的地基是稳固的，房子的框架结构就有了安全的保障。瑜伽的练习也是同样的道理。站立体式的基础就是双脚，将意识带到双脚，使双脚接触并向地面延伸，就好比植物生长时，必须将根茎扎向地下，其枝叶才能健康地向上生长。

打开（to open）

通过伸展、延长和扩展身体的某一区域，或者通过让一个关节（如肩关节）全方位地运动，使这一区域或这一关节得到释放与打开。打开意味着允许某一区域从紧缩或受局限的状况中释放出来。假如你将一张纸揉搓成一团，它就会变得皱巴巴的，于是你就看不清纸上的字了。与此相似，我们的一些习惯性姿势（比如身体松松垮垮地坐在电脑前）会令我们变得干瘪、收缩。胸腔前侧的最下端肋骨与骨盆顶端的距离缩短了。血液循环不再顺畅，在某些区域，血液可能堆积，由此会引发血液停滞，内脏可能被挤压或被移位，影响了它们的正常运作。通过一些简单的事情，如"直立"（也就是保持脊柱的生理弯曲，让它处于健康的姿态），帮助身体被挤压的部位打开与拉长，就好比我们将一张揉成团的纸向外展开、抚平，使之焕发新生。

强健／加强（to tone）

"强健／加强"这一词语在瑜伽练习中有多种含义，使之变得活跃、活泼，使之精神焕发，使之协调、强壮，使之塑形以及使之适应。当皮肤处于不协调的状态时，它是呆板的或黯淡的，其下方的骨肉是分离的。在瑜伽的帮助下，我们通过伸展、拉伸、负重、扭转或使身体的某一区域倒置过来让身体变得更强壮。你可以通过一些促进血液循环与淋巴流动的体式，使乳房区域得以舒展，从而促进乳房的健康。

学习资源

以下列举了一些书籍、学习工具以及相关机构的名称，有助于丰富你的瑜伽知识，增进你对乳房护理的认识，深化你个人的瑜伽练习。

书籍类：

波比·克蕾奈尔（Bobby Clennell）所著的《女性瑜伽之书：适用于生理期各个阶段的体式与调息法》（*The Woman's Yoga Book: Asana and Pranayama for All Phases of the Menstrual*）由美国加州伯克利市的 Rkdmell 出版社于 2007 年出版。

B. K. S. 艾扬格（B. K. S. Iyengar）所著的《瑜伽之光》（*Light on Yoga*）由美国纽约 Schocken 出版社于 1995 年出版。

吉塔·S. 艾扬格（Geeta S. Iyengar）所著的《瑜伽：给予女性的珍宝》（*A Gem for Women*）由加拿大俾斯省库特尼湾的 Timeless Books 出版社于 2002 年出版。

吉塔·S. 艾扬格（Geeta S. Iyengar）、瑞塔·凯勒（Rita Keller）以及科斯汀·卡塔比（Kerstin Khattab）合著的《艾扬格孕产瑜伽：献给准妈妈和新妈妈的安全练习》（*Iyengar Yoga for Motherhood: Safe Practice for Expectant and New Mothers*）由美国纽约 Sterling 出版社于 2010 年出版。

洛斯·斯坦博格博士（Steinberg, Ph.D., Lois）所著的《艾扬格防癌瑜伽书》

（*Iyengar Yoga Cancer Book*）由美国 Parvati Productions Ltd 出版公司于 2013 年出版。

相关网站

Check Yoga Boobies
（大众乳房自查）

www.checkyourboobies.org

这是一个以坦诚、风趣、轻松的方式教授女性关于乳房方面的健康知识的非盈利性机构。你可以进入网站登记注册，注册后可以接收每月一次的自检提醒电邮。

Frank Lipman, M.D.
（富兰克·李伯曼，医学博士）

www.drfranklipman.com

李伯曼博士是一位作家，也是 TED 谈话节目的主持人。他在健康生活、戒毒、营养膳食等方面的工作成就显著。他的著作有《焕然一新》（*Total Renewal*）和《消耗殆尽》（*Spent*）。

The Pink Daisy Project
（"粉红雏菊"计划）

www.pinkdaisyproject.com

这一团体为年轻女性提供了全面的关怀与抚慰，以帮助她们应对与乳腺癌相关的种种困境。

SHARE（同舟共济）

www.sharecancersupport.org

这是美国的一个全国性社团。它为患乳腺癌或卵巢癌的女性以及她们的看护人提供相关信息、支持和有价值的经验。

Props（辅具）

Hugger-Mugger Yoga Products（Hugger-Mugger 瑜伽系列产品）

www.huggermugger.com

Tools for Yoga
（适用于瑜伽的工具）

www.yogaprops.net

作者简介

波比·克蕾奈尔（Bobby Clennell）是《女性瑜伽之书》（*The Woman's Yoga Book*）以及《看我做瑜伽》（*Watch Me Do Yoga*）两本书的作者。迄今为止，她教授艾扬格瑜伽已有 46 年了。她是美国纽约艾扬格瑜伽学院的主要负责人。波比每周都有数堂瑜伽课，包括女性瑜伽、乳房健康的公益免费课。这些课程是针对乳腺疾病患者的身心和情感需求而特别设计的。同时她也在布鲁克林的艾扬格瑜伽学院教授女性瑜伽。此外，波比还在加拿大、欧洲各国、南美各国、中东各国、东南亚各国以及中国等多地创办了女性瑜伽工作坊。

波比的瑜伽练习始于 20 世纪 70 年代初的伦敦，当时她的职业是服装设计师和动画片制作者。在 1976 年，波比和她的瑜伽老师（也是她的丈夫）林西（Lindsey）以及两个儿子麦尔斯（Miles）、杰克（Jake）首次启程到印度的浦那追随 B. K. S. 艾扬格大师学习瑜伽。从那以后，她每年都会回到浦那，继续深造。1977 年，B. K. S. 艾扬格大师亲自给她颁发了艾扬格瑜伽教师证书。

20 世纪 80 年代，波比在跟随艾扬格大师的女儿吉塔·S. 艾扬格学习瑜伽的过程中受到了启迪，引发了她对女性问题的关注。在艾扬格大师教授瑜伽课时，那些正处于月经期的女性被安排到课室的后面，安静地练习瑜伽，吉塔则教这些女性应该如何安静地练习瑜伽。这些经历提醒了波比开设女性瑜伽练习课程的必要性。自此以后，女性瑜伽成为她教授瑜伽的重点。

波比还是一部名为 *Yantra* 的电影短片的制作人。这部电影是根据 B. K. S. 艾扬格大师在体式练习中所完成的动作而改编的。

波比·克蕾奈尔现定居美国纽约。读者若需要了解她的更多的教学日程安排和教学视频的相关信息，请访问以下网站：

艾扬格瑜伽学院

http://www.iyengar.cn/

艾扬格 Life（服装、辅具、书籍、课程、生活方式）

http://www.iyengarlife.com/

《瑜伽》杂志（ *Yoga Journal* 中文版）

http://www.yogajournal.cn/

YogaMala（专业的瑜伽教学视频平台，汇聚全球一流的瑜伽导师）

http://www.yogamala.cn/